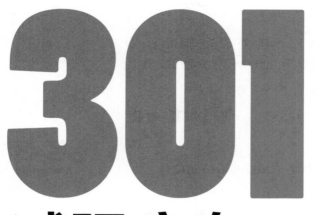

301 医院营养专家

减肥瘦身一本通

刘英华　李峰　张永/主编

编委（按姓氏拼音排序）

曹菊阳

贾媛媛（复兴医院）

蒋鸿琳

孔爱景

李峰

李戈楠（解放军总医院第一附属医院）

李惠子（火箭军总医院）

李婧

李溪雅

李心洁（海南医学院第一附属医院）

刘鹿

刘新焕

刘英华

刘钊

欧阳红

彭燕（北京市房山区良乡医院）

邱继红

徐庆

薛长勇

杨雪艳

于晓明

张荣欣

张新胜

张永

张月红

赵晓

赵修畅

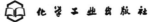

化学工业出版社

·北　京·

图书在版编目（CIP）数据

301医院营养专家：减肥瘦身一本通/刘英华，李峰，张永主编. —北京：化学工业出版社，2017.5（2024.8重印）

ISBN 978-7-122-29493-7

Ⅰ.①3… Ⅱ.①刘…②李…③张… Ⅲ.①减肥–食物疗法 Ⅳ.①R247.1

中国版本图书馆CIP数据核字（2017）第075612号

责任编辑：傅四周　　　　　　　　　　　文字编辑：何　芳
责任校对：宋　玮　　　　　　　　　　　装帧设计：尹琳琳

出版发行：化学工业出版社（北京市东城区青年湖南街13号　邮政编码100011）
印　　装：大厂聚鑫印刷有限责任公司
710mm×1000mm　1/16　印张13½　字数232千字　2024年8月北京第1版第10次印刷

购书咨询：010-64518888　　　　　　　　售后服务：010-64518899
网　　址：http://www.cip.com.cn
凡购买本书，如有缺损质量问题，本社销售中心负责调换。

定　　价：39.80元　　　　　　　　　　　　　　版权所有　违者必究

随着改革开放后经济水平的发展和生活水平的提高，餐饮消费和饮食结构发生很大改变，我国居民慢性疾病的发病率急剧攀升。根据国家卫生计生委发布的《中国居民营养与慢性病状况报告（2015）》，我国肥胖人数不断增加。据估计中国男性肥胖人数约4300万，女性肥胖人数约4600万；全国18岁及以上成人超重率为30.1%，肥胖率为11.9%，比2002年分别上升了7.3%和4.8%；6～17岁儿童青少年超重率为9.6%，肥胖率为6.4%，比2002年分别上升了5.1%和4.3%。超重和肥胖人数增加，随之而来的是脂肪肝、血脂异常、高血压、糖尿病、心脑血管疾病的发病率升高和发病人数增加。肥胖已经成为威胁我国居民健康的"万恶之源"。

一般所指的肥胖为非疾病继发的单纯性肥胖，其发生的主要原因是在日常生活中吃得多、动得少，导致摄入的过剩能量以脂肪的形式储存在人体各个组织，因此减重控制肥胖的关键点就是在日常生活中做到"少吃一点，多动一点"。减重是需要长期坚持、持之以恒的，没有一口吃成的胖子，也没有一天就能成为瘦子。每天亏空一点食物的摄入，同时做到没有难忍的饥饿感，没有微量营养素的不足，一天一天坚持下去，就能重新塑造自我，还您适宜的体重，同时收获健康和快乐。如何做到？这本书给读者提供了策略和细节。

解放军总医院（301医院）营养科日常承担医疗、保健、科研和教学工作，是全国临床营养主任委员单位，全军医学营养专业委员会副主任委员单位。在日常的医疗工作中，该科开设了营养门诊、营养专家门诊、糖尿病联合门诊、肥胖多学科联合门诊、特需专家门诊、儿科生酮饮食联合门诊等，满足各类患者的需求，解决他们的各种营养问题。不少肥胖患者在门诊接受正规的膳食营养治疗和体重管理，取得了良好的减重效果。本书作者都是在一线工作的医务人员，将她们的经历和经验总结于书中，奉献给读者，希望对减重的朋友有所帮助。

薛长勇

2017年5月

FOREWORD

　　减肥是个经久不衰的话题。特别是在物质生活水平较高的今天，我国居民膳食消费和生活方式发生了巨大变化，超重/肥胖率节节攀升，导致"三高"等疾病上升，使社会各界对控制体重普遍开始关注起来。肥胖本来就是能量摄入和能量消耗的失衡问题，运动消而摄食长，一口一口变脂肪。很多人都是有心减肥、不得其法！要么减肥不到位，自己觉得辛苦，却没什么效果；要么减肥用力过猛，体重是眼睁睁地在体重秤上嗖嗖往下掉了，可是又产生一系列减肥后遗症，什么月经不调、厌食、体重反弹甚至抑郁等，陷入了减肥失衡、身体垮掉的怪圈。

　　本书汇总了减肥相关的饮食、营养、运动等基础知识，对各种减肥方法逐一进行科学地分析讨论，尽力以科普、幽默的语言将减肥的各种知识呈现在您的眼前，让您轻轻松松收获知识，真正做到一书在手、减肥不愁。本书共设置了九章内容，第一章开门见山，先提示胖友们要做好四方面减肥准备工作，即心理预备、知识储备、饮食必备和运动防备；第二章是减肥相关的事儿，让您初步认识肥胖，知道怎么判断自己的肥胖程度，并了解肥胖都有哪些危害等；第三章是营养学基础知识，让您清楚各种宏量营养素和微量营养素以及益生菌和益生元与肥胖的关系，深刻理解饮食减肥和平衡膳食的要点和意义所在；第四章旨在揭示不同种类食物的营养特点，让您认识到不同食物的作用和区别，明确食物选择的重要性；第五章直视常见的各种减肥方法，使您明白哪些科学可取，哪些陷阱不断，理性对待各种"神奇"的减肥方法，最终掌握减肥真理和大义；第六章则介绍了运动与减肥的关系，涵盖了运动相关概念、运动减肥的优势、常见运动误区和科学运动的方法、运动处方制定等内容；第七章则重点教您怎么合理结合饮食限制（减法）和增加运动量（加法），并根据自身的特点，找到适合自己的个性化减肥加减混合运算，真正有效、舒适地进行减肥；第八章则罗列了100个减肥中常见的饮食和运动疑问，很多问题笔者在写作前都做了翔实的调研，可以说，您想问的，这里都有，相信有助于解决您关心的减肥问题；第九章主要是减肥食谱的制订原则和一周食谱举例，让您明明白白、科学均衡饮食。由于此书是写给普通大众阅读的科普书籍，内容设定基本上是循序渐进、层次分明的，相信随着您的阅读深入，能帮助您在减肥道路上稳扎稳打、节节胜利！

　　此外，本书的完成除了本科所有营养专业人员的参与外，还要感谢医院运动医学专家、出版社等同志的无私帮助，在此对他们的辛苦付出一并予以感谢。由于此书是首次出版，编者学识有限，错误之处在所难免，还请广大同仁和读者朋友们一一指出，我们一定认真勘误、进一步完善。希望本书可以为广大减肥者们指出一条比较正确的减肥道路，使他们的生活发生积极、健康的变化，唯愿此书不负君、减肥相伴踏歌行！

解放军总医院营养科

2017年2月

目录

c o n t e n t s

Chapter

第四章
吃对食物才健康
54 ——————————

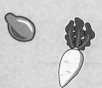

Chapter

Chapter

contents

Chapter

第七章

减肥到底该做加法
还是减法
128 ————————

Chapter

第八章

减肥博学好问
144

目录

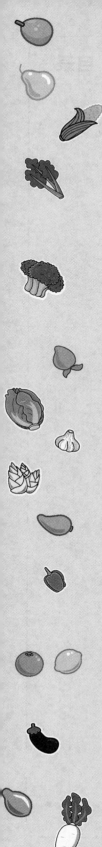

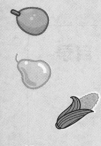

Chapter

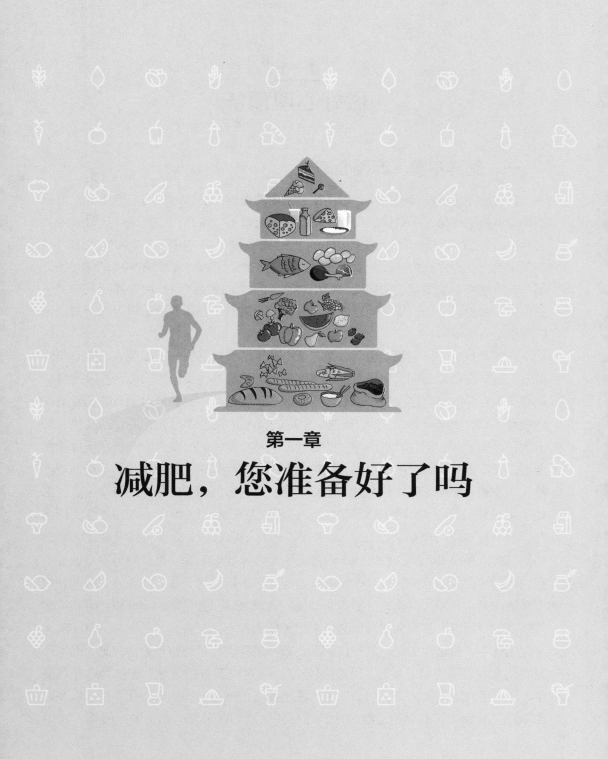

第一章

减肥，您准备好了吗

第一节
做好心理预备

一、肥胖不美，调整心态

在物质还比较贫瘠的年代，母系社会追逐的图腾、盛唐时代追求的偶像，无一不都是丰腴的形象，那时候长得胖不是病态而是发福、富态，心宽体胖一时成为上层社会幸福的标准。可是，在历史长河的绝大多数时候，以赵飞燕为代表的"燕瘦"审美文化一直是中华民族女性审美文化的主流，包括我们现在所处的21世纪。那么，当您终于克服减肥的心理畏惧和对肥胖问题的冷漠，下定决心要减肥的那一刻，关于减肥与心理的现实问题依然像一个游戏关卡，您真的准备得万无一失，可以闯过所有关卡吗？

肥胖不是犯罪，但我们也可以像"读心神探"一样借鉴一下专业人士的心理分析方法——在孩童时期，父母对孩子良好行为的奖励或不良行为的惩罚多以提供或剥夺美味食品为主，这在孩子的心理上形成了一种定势：若要赢得父母的抚爱赞扬或避免处罚，就要"多吃"。结果这类家庭的孩子往往进食量大，进食速度快，加上孩子自控力差，天生爱吃淀粉多的甜食，吃零食多，因而摄入的能量高于身体需要量，长年累月，大量的能量在体内转化为脂肪储存起来，导致肥胖。不难理解的是，儿童和青春期肥胖往往会导致社交障碍，这一方面源于此刻无论身体、心理都处于生长发育期，周围的同学朋友都正是喜欢开玩笑、取外号什么的年纪，什么"肉球""球球""胖墩"之类的也就罢了，还有更难听的。同时各种晚会、表演之类的机会大多也都和胖子们无缘，很容易引起胖娃娃们焦虑、社交障碍等心理性疾病。此时特别需要家庭、社会的精神-心理支持，特别是专业的心理医疗救助。值得注意的是，一般人是焦虑、沮丧、抑郁时食欲降低，食量减少；而肥胖者在情绪低落时吃得更多，甚至通过暴饮暴食来缓解压力等不适刺激，并引发罪恶感而陷入恶性循环中，慢慢堕入肥胖的无底深渊。既然肥胖破坏了外在美就得减肥，尤其是青春期女性。虽然第二性征的重要部分之一就是皮下脂肪增厚，这是为成年后受孕、生育所做的物质准备，但此时若体重增加过快或对这种生理变化不适，以及对苗条和"骨感美"身材的过度追求，往往使得她们在减肥问题上走上极端。2001

年，英国政府宣布，禁止媒体推出"超瘦"模特广告，因为当局发现女性饮食失调者日多，而传媒推出的"超瘦"模特形象让女性失去自信与自尊，也起了错误的示范作用，其中过度节食者造成身体极瘦和严重的营养不良，最终导致患上神经性厌食症而引发严重后果。

因此，肥胖本身会造成心理问题，而胡乱减肥也会引起严重的心理疾病。即使您成功减肥之后，也不要高兴得太早，被您抛弃的肉肉也很想回来找您，给您新的反弹困惑和烦恼等身心折磨。因此，从您真正决定要减肥开始，首先要做的便是调整心态，寻求专业帮助，正确处理和避免减肥过程中的各种陷阱。要明白的是，饮食和运动是体重控制的核心，而节食减肥本质又是饮食的行为控制，从这个意义上说，减肥的成败主要取决于心理和行为两方面的因素。合理的减肥是根据自己的年龄、体质、身高、体重、体脂成分和健康状态等条件，采取心理指导和饮食与运动等行为疗法。找对方法，找对信息，做好各种准备，并坚持不懈。

二、先定个小目标，减去二十斤

此言一出，我知道不少人心里在吃惊犹疑，这里所谓的"二十斤"，只是个概括性类比，不同的人应有个性化减肥方案和适宜的减肥重量，经历过程和时长也各不相同。同理而言，各位在人生道路上积攒了太多"福气"的胖友们，你们的目光停留在本书或者其他减肥书籍上时，翻开第一页之际，是否已经真的做好了充足准备，心里有了计划或者目标？是否也有同样的决心、信念，给自己一个机会重新体验一下飞扬的身体和轻盈的人生？

在这一节，我首先不是要给您"心灵鸡汤"让您开心地接受胖胖的现实，或者期待有什么省时省力的秘籍绝招帮您减肥，而是要给一碗您"心灵硫酸"——没有捷径，放弃幻想吧！

那么，就先给自己一个可达到的"宏伟"目标，然后义无反顾地向它努力吧！先不要想自己能不能坚持下去，就

减肥不可能一步到位
先定一个能达到的小目标

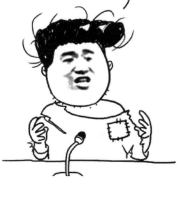

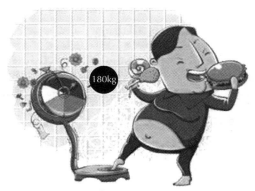

3

算半途而废，也好过您从未努力！

第二节

减肥趣味测试

当您收拾好心理这个包袱，准备往减肥这条路上冲的时候，您是不是应该头脑清晰，起码知道具体的方向和路线，免得走得跌跌撞撞、徒劳无功呢？在这里，我们首先来测测看您是否具备范志红教授提出的"防肥智商"。

1.早上您更喜欢吃什么？

A 燕麦粥

B 白面包

提示：燕麦是经典的低血糖指数食品，它不仅营养丰富，富含赖氨酸、B族维生素、钙、铁等，而且膳食纤维丰富，还有很好的饱腹感。而白面包血糖指数很高，消化起来很快，吃后两小时就会感觉饥饿。所以早餐单吃白面包不是理想的选择。选择全麦面包效果稍好，若加上一杯牛奶则更佳。

2.您认为吃以下哪种食物（假设其中所含能量完全一样）更容易让您长胖？

A 蒸芋头

B 烤土豆

提示：在各种薯类食品中，土豆是血糖指数最高的一种，芋头是最低的一种。烤土豆的血糖指数可以达到85，而煮芋头的血糖指数则只有48。各种叶类蔬菜则几乎都是极低血糖指数食品。因此，如果已经发生胰岛素抵抗的状况，则应当尽量避免把土豆作为菜肴食用，它倒是可以替代部分主食。

3.吃饭的时候，总是喜欢喝点什么饮料佐餐。

A 不是

B 是

提示：不管甜味饮料还是酒精饮料，本身就含有大量能量，而且吸收速度很快，会引起血糖的快速上升。因此用餐时喝饮料属于不利于控制血糖的饮食习惯。如果用餐时一定要喝点什么，那么推荐喝茶。

4.吃面食的时候，您是否喜欢加点醋？

A 是的

B 不喜欢

提示：喜爱吃醋佐餐或者经常吃加醋的凉拌菜，都是很好的饮食习惯。人们都知道醋可以杀灭病菌、促进消化、降低血脂，却不知道它还有延缓碳水化合物吸收的效果。用醋来蘸食可以避免血糖过快上升，对于糖尿病患者和中老年人颇有益处。此外，多使用醋调味还可以减少盐的摄入量，对预防高血压有益。

5.中午去吃小吃，您更愿意选择

A 绿豆杂面条

B 炒米粉

提示：与精白面粉和精白米相比，各种杂粮粗粮制品的血糖指数都比较低。米粉由精白米制成，血糖指数很高。而绿豆属于低血糖指数食品，将它掺在面粉中制成的杂面条可以有效控制血糖上升速度。所以多吃粗粮、杂粮、豆类吧。

6.吃零食的时候，假如能量相同，您会选择

A 一把铁蚕豆或烤青豆

B 一袋虾条或薯片

提示：在同样的能量下，选择豆类血糖指数较低。膨化食品可以极快地升高血糖，对于控制血糖很不利。豆类含有较多的蛋白质和膳食纤维，因此血糖指数较低。而且，豆类吃起来需要努力咀嚼，容易控制食用数量，不仅能使血糖较为持久地维持稳定，而且能够预防食量过大。

7.如果要做甜食，您认为放以下哪一种原料增加甜味略好一些？

A 白糖

B 蜂蜜

提示：白糖是最容易升高血糖的食品之一，它在几分钟内便可出现血糖高峰，因此各种甜食都非常不利于控制体重。白糖还会让人产生短暂的愉悦感，让人更不容易控制食量。相比之下，蜂蜜的血糖指数稍低，而且由于蜂蜜味道比白糖更甜，达到同样甜度的时候所放蜂蜜数量较少。但是蜂蜜的数量必须严格控制，因为其中含有果糖，而果糖虽然升高血糖很慢，却能在肝脏中促进肝糖原和脂肪的合成。对于糖尿病患者和肥胖者来说，还是吃低聚糖类甜味剂更为稳妥。

8.假如您饿了，想选择一种餐间甜食，您更愿意选

A 蛋糕

B 酸奶

提示：蛋糕以低蛋白质面粉和白糖为主料，虽然加入了鸡蛋，升高血糖的速度仍然很快。酸奶则与此不同。奶类不仅营养丰富，还有抑制血糖上升的作用。即便是加糖酸奶，其血糖指数仍然远低于面包、饼干之类甜食。因此，爱吃甜食的人不

妨选择酸奶作为饥饿时安慰自己的甜食，它可以让人很快产生饱腹感，而且能够心平气和地对待其他食物。

9.假如吃日式料理，您更愿意选择

A 紫菜饭卷+烤鱼

B 咖喱卤盖饭

提示：咖喱卤盖饭由精白米饭、牛肉、土豆、胡萝卜、洋葱和咖喱卤构成。其中精白米饭血糖指数很高，土豆、胡萝卜均为高血糖指数的蔬菜，咖喱调料当中还含有淀粉类增稠剂。因此，咖喱饭属于高血糖指数食品。紫菜饭卷虽然含有米饭，但其中包有低血糖指数的蔬菜，加入了白醋，再加上低脂肪低血糖指数的烤鱼，使得这一餐饭血糖指数总体较低。

10.假如您面对一个甜食盘，您更愿意选择

A 柚子、苹果和猕猴桃制成的果盘

B 罐头黄桃、糖水荔枝和多种蜜饯

提示：苹果和柑橘类血糖指数较低，这是由于这些水果的膳食纤维含量较高，糖分含量较低。不过，糖水水果罐头和水果汁的血糖指数高于鲜水果，因为制作水果罐头时加入了大量白糖，而压榨果汁的时候总是会破坏细胞结构，损失膳食纤维，使糖分的吸收速度大大加快。故而，最好还是食用鲜水果。

好了，看过这些基本常识性饮食知识，您应该初步清楚自己的"食商"水平如何了。起码懂点与减肥相关的科学知识，以此来为减肥大计武装头脑，那是必需的。知识改变命运，科学指引结局，兹事体大，不可不查。热身过后，下面我们再深入一点，看看下列根据美国饮食协会提供的部分测试题，笔者略作修订，看看您又能得几分！

1.既然减肥就是减脂肪，我不吃肉就好了。

a.正确　　　　b.错误　　　　c.不知道

2.下列哪种小吃既营养又低脂：

a.苏打饼干　　　　b.苹果　　　　c.干爆米花

d.以上都是　　　　e.不知道

3.如果您总是到外边吃饭，您是不可能保证健康饮食习惯的。

a.正确　　　　b.错误　　　　c.不知道

4.保持健康饮食习惯的关键是：

a.多样化　　　　b.平衡　　　　c.适量

d.以上都是　　　　e.不知道

5.当您在家里吃饭时，减少食品内脂肪含量的方法有：

a.只买那些30％或更少能量来源于脂肪的食物

b.去除食物中的所有脂肪部分

c.尽量减少您最喜欢吃的菜中的脂肪部分

d.以上都是 　　　　　　　　e.不知道

6.您应该每天多吃以下哪些食物？

a.面包、面条及米饭等谷类 　　　　b.蔬菜

c.水果 　　　　　　　　　　d.牛奶、酸奶和奶酪

e.肉、禽、鱼、豆、蛋及坚果类 　　f.不知道

7.牛奶、酸奶及奶酪等奶制品是钙的唯一来源。

a.正确 　　　　　　b.错误 　　　　　c.不知道

8.如果一种食品标签上说是"无脂"，您可以放心去随意吃。

a.正确 　　　　　　b.错误 　　　　　c.不知道

1.答案b。您一天吃的总量差不多是固定的，不吃肉意味着您必须摄入更多的主食，过多主食使血糖水平提升更高，而多余的葡萄糖又会以脂肪的形式存储起来。实际上，在控制脂肪比例的前提下，适当提高优质蛋白质食物的量，减少精白米精白面和甜食甜饮的比例，有利于减肥成功。

2.答案d。苏打饼干、苹果、干爆米花这三样小吃都具有各自营养特点，也是健康食品，您可以放心食用。

3.答案b。您点菜的时候应该注意食品的烹调方式，或者特意交代厨师适量放油盐、免味精鸡精等调料，就算在外就餐，也可以吃得美味而健康。烤、煮、炖菜方法最佳，多选择鱼肉及鸡胸肉等低脂高蛋白的肉类。

4.答案d。吃各种不同的食物，不要挑食，适量而止。这三点是保持健康习惯的重要元素。

5.答案c。去除食物中的全部脂肪含量是不可能的，而且有些脂肪对于人体有利无害，关键是少吃饱和脂肪、避免偏食摄入过多。

6.答案a。各国膳食指南都推荐食品成分中有占最大比例的是谷类食品，当然核心还是均衡饮食。

7.答案b。尽管奶制品中含有丰富的钙质，是补钙佳品，但其他食品中也含有一定量的钙质。

8.答案b。无脂食品并不意味着此食品不含能量。一般来说，低脂或无脂的食品，碳水化合物的比重也增加，而这吃多了也是会合成脂肪哦。

大家都答对了吗？如果两部分测试都错了一半以上，说明您确实没有这方面的底蕴，先默默对自己说一声"无知而肥、三生有愧"吧，然后赶紧再翻回去，恶补一下起码的健康饮食常识。

第三节

明确饮食必备

一、楚王好细腰，宫中多饿死——科学减肥很重要

爱美之心人皆有之，或者为了健康着想，减肥本来是件好事，但是不科学的减肥方式或者盲目快速、过度地追求减肥效果，可能反而会严重损害您的身体健康，所谓"楚王好细腰，宫中多饿死"就是畸形审美造成的悲剧产物。无独有偶，西方也曾流行过好"细腰"的风尚，19世纪的欧洲还曾发生多起因束腰致死的事件。

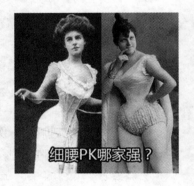

细腰PK哪家强？

二、减肥未动，粮草先行——您应该知道的饮食计划

节食减肥，过犹不及，水桶腰和"A4腰"都称不上健康，只有心态平和、体态匀称、皮肤红润、身体健康，才是我们应该追求的美丽标准。在这方面，您确实需要一个心理、饮食、运动等全方位的专业指导，其中饮食计划自然必不可少，依据科学手段来达到最终减肥目的才是良策。下面我们就大概来梳理一下减肥计划的要点。

（一）第一步：清理食物

从今天起（最好选定一个自己方便购物的日子），为了一周健康的饮食着想，必须挑选最合适的食物，走，先跟我逛超市去。

首先，我们要做的是：放弃甜食。

糖不仅在营养价值上对身体毫无帮助，而且容易引起暴饮暴食。并且，糖分比其他营养素更容易被消化，导致血糖指数急剧上升，为降低血糖而分泌的胰岛素在降低血糖的同时也会使人产生强烈的饥饿感。所以从今天起，请检查您喜欢的食物

的成分表，如果单份食物中超过10g以上的糖分，就要毫不犹豫地放弃它。不过，乳制品例外，因为牛奶中含有乳糖。对甜食的欲望请用富含纤维素的水果等复合碳水化合物来代替，饼干、白面包、精米饭等精制碳水化合物同样会使血糖急速上升而引起胰岛素大量分泌，所以尽可能食用粗粮。

其次，我们应做到：选择合适的食物

去超市购物，记得要将新鲜蔬菜瓜果作为食谱中比较重要的部分。宜选择水果、蔬菜、坚果、糙米或燕麦等粗粮以及去皮的鸡胸肉、鱼、低脂奶或无糖豆奶、亚麻籽油、橄榄油等放入购物篮，同时将各种饼干甜点、糖果、油炸食品等清理出冰箱和食品柜。在整理所购买食品的时候，最好在冰箱上贴上购买的食物清单并在每次进食时记录，直到食物都被吃完为止，不但可以粗略地估计自己每周的膳食摄入量，而且这样做可以使您在一周后清楚地知道需要购买何种补给。

再次，选择"好"脂肪巧减肥

"好"脂肪指不饱和脂肪酸，它们对减肥也有意想不到的帮助。挑选橄榄油、三文鱼、牛油果等含有不饱和脂肪酸的食物，不仅能够提供身体足够的能量以维持一整天的精力，还有助于减少饱和脂肪酸的摄入。不过，一天摄取的脂肪量不能超过能量总量的30%，更要注意的是，饱和脂肪酸的量不能超过10%。所以，我们应尽量买亚麻籽油、大豆油等植物油烹调食物，最好用限油壶掌握好使用量，有条件的话用些深海鱼代替部分红肉也是不错的选择。

（二）第二步：吃饭有序

1.少量多餐

（1）增加饱腹感，避免暴食

如果每餐相隔3小时，饱腹感就可以持续更久，不会常有想吃东西的欲望，从而达到控制食欲的效果。我们进食的大多是混合食物，从胃排空的角度讲，消化时间根据食物成分的不同在1～4小时，而实际上在胃内食物完全排空之前，就已经产生明显的饥饿感了。如果两餐之间间隔时间过长（4～5小时甚至更长），容易产生饥饿感，进而导致过量进食。

长期暴饮暴食的危害巨大。经常饮食过饱，不仅会使消化系统负荷过度，导致内脏器官过早衰老和免疫功能下降，而且过剩的能量还会引起体内脂肪沉积。

（2）减少身体脂肪囤积

减肥实践证明，如果每天改作2餐或1餐的节食减肥方法，不仅不会减去体内脂肪，而且还因过分节食造成极度饥饿，致使暴食、暴饮。如果一次吃得太多，人体会产生大量的胰岛素，胰岛素的作用会使得体内脂肪堆积。大吃暴吃会胀大胃部，使人终日有吃不饱的感觉。如果每天多吃几餐，每次食量很小，胃就不会被撑大。此外，将每天的用餐数增加到4～6次，会减少大脑接收到饥饿信息的频率，也就不会引发饥饿的感觉进而大吃大喝，这样有助于控制能量的摄入。少量多餐还可以缓解肠胃压力，给身体足够的时间去消化吸收吃进去的东西，抑制脂肪和多余的物质囤积在体内。

2.饭前喝汤

在饭前喝碗清淡的汤比一般人要少摄取大约100cal（1cal=4.1868J）的能量。这是因为汤中的大量的水分能使人以较低的能量获得较快的饱胀感。如果汤中含有丰富的纤维素如蔬菜、豆类、不去皮的谷物等，则是更好的减肥方式。

3.以粥代替米面

著名营养学专家范志红教授认为，粥能帮助控制膳食能量，有利于控制体重。说到降低能量密度，也和粥的高水分特性密切相关。一碗米饭通常可以煮出4碗粥甚至更多。与干饭相比，粥体积大而能量密度低，也就是说，"干货"比较少。因为有能量的只是粮食中的淀粉和蛋白质，水分并不含能量，所以，水分大了，同样重量的食物所含的能量就低。100g大米饭含的能量超过100kcal，而100g稠粥只有30kcal左右。

所以说，同样的粮食，煮成粥比煮成饭体积大多了，粥的饱腹感比米饭要强，在让人感觉到"饱满"的同时还可以预防能量过剩。如果不是吃白米粥而是吃杂粮豆粥，饱腹感就更强了。所以，对于要减肥的人来说，喝杂粮豆粥为食，就可以在不感觉饥饿、不减少营养摄入的前提下，有效减少主食中的能量。

（三）第三步：饮食有数

1.饮食记录

笔比回忆、感觉更有说服力，建议大家在减肥开始之初就养成把每天所吃的东西一顿不漏悉数记录下来的习惯。事实上，大多数减肥失败的人，往往都低估了自己的进食量，当他们把自己一天摄入的食物完完整整地记录下来时，才惊讶于其中存在的问题。美国休斯敦Baylor医学院的健康专家John P.Foreyt 博士说："做饮食笔记可以对自己一天吃的食物一目了然。"饮食日记包括一天内什么时候进食，吃了多少东西等。通过一个时期的饮食记录，对自己饮食结构、习惯都有全面清晰的了解，从而找到更有效并具针对性的饮食控制方案。

2. 衡量食物的能量

平时在家最好能自己备一个厨房秤，亲自称一下每天食用各类食物的重量，并做详细的饮食记录，至少连续3天，然后去医院营养科就诊，请营养师评估自己的膳食摄入情况，有针对性地予以指导，这样就能清楚地发现问题所在，更有利于减肥计划的顺利实施。时间长了，便能对自己每天的摄入量有个大概印象和掌握，明白自己每天的适宜摄入量应该是多少。

在外出吃饭时，如何把握菜肴的能量并不是件容易的事情，也许您知道一份白煮鸡肉或者牛肉的能量，但咖喱鸡、红烧牛肉的能量又如何估计呢？看着盘子里的菜，把脑子里出现的能量数值再加上300，基本上就接近真正的数字了。需要指出的是，调料本身就具有很高的能量，而即使同样的食物，在家里做和在餐厅里点的，其能量含量有着非常大的差异，为了达到瘦身目的，还是尽量少外出就餐，要不然多选择生鲜色拉和清蒸或煮或炒的方式吧。

3. 使用小碟子

希望把放在面前碗里或者碟子里的食物一扫而光是人类的天性。如果您喜欢的是炒饭、肉酱千层面之类的美食就更不用说了。事实上，在本人不知情的情况下，往他正在进餐的盘子里偷偷再次盛上食物，那个人依然可以继续若无其事地进食，最后可以吃下比平时多一倍的食物，而腹部饱胀感却并无太大差异，想象吃自助餐的场景就不难理解了。既然浪费眼前的食物是很困难的事情，不如就换个较小的装盛容器吧。

总之，根据以上内容，结合自身特殊情况，可以拟定适合自己的一周饮食计划，同时每周末或固定日期将饮食记录和自己的饮食计划对比，结合体重记录情况，能从中更易发现问题。

三、平衡，平衡，平衡，重要的事情说三遍

食物如此之丰富、常见，以至于很多人都熟视无睹，不关心它的重要性。当我们选择节食减肥的时候，又不得要领，没有计划，而且现在快节奏的生活方式，大

中国居民平衡膳食宝塔（2016）

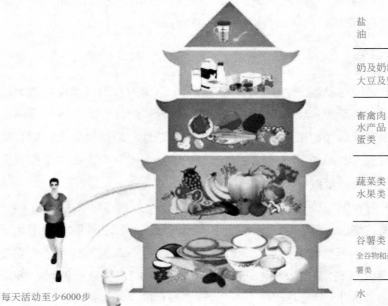

盐	<6克
油	25～30克
奶及奶制品	300克
大豆及坚果类	25～35克
畜禽肉	40～75克
水产品	40～75克
蛋类	40～50克
蔬菜类	300～500克
水果类	200～350克
谷薯类	250～400克
全谷物和杂豆	50～150克
薯类	50～100克
水	1500～1700毫升

每天活动至少6000步

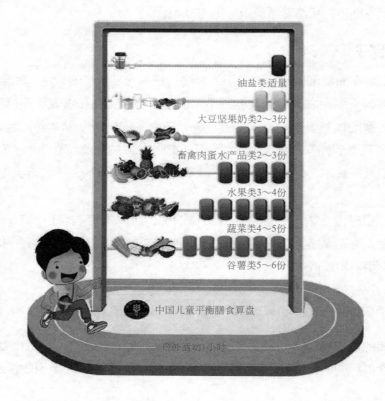

油盐类适量

大豆坚果奶类2～3份

畜禽肉蛋水产品类2～3份

水果类3～4份

蔬菜类4～5份

谷薯类5～6份

中国儿童平衡膳食算盘

家普遍认为"计划没有变化快"，任何雄心壮志的饮食计划都会随着时间的延长而慢慢搁浅，因此，在这里要强调的是"平衡"二字。

2016年出版的《中国居民膳食指南》在完善原来"中国居民平衡膳食宝塔"的基础上，为更好地理解和传播中国居民膳食指南和平衡膳食的理念，还增加了中国居民平衡膳食餐盘和中国儿童平衡膳食算盘等。强调每天摄入五大类食物包括谷薯类、蔬菜水果、畜禽鱼蛋类、奶类、大豆和坚

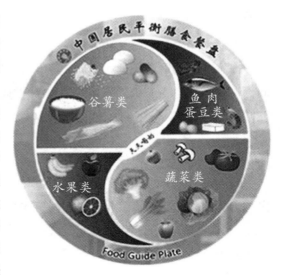

果类以及烹调用油盐等多样化食物的重要性，详细内容可翻阅后续内容。当饮食计划难以为继的时候，就在冰箱、墙上张贴一张，外出就餐手机下载一个，您不妨随时翻开这个餐盘，看看自己每天是不是吃得合理。

第四节
完善运动防备

一、运动猝死——马拉松与达摩克里斯之剑

人类历史上第一例有据可查的运动性猝死可追溯到公元前490年。那一年，希腊军队在雅典附近的军事重镇——马拉松与入侵的波斯军队展开了一场决定希腊命运的激战。希腊军队大获全胜后，青年士兵菲迪皮德斯奉命跑回雅典报告胜利的喜讯。但是，当他跑到雅典时，他只喊了一声"我们胜利了"，便倒地死去。为纪念菲迪皮德斯，"马拉松"长跑运动诞生。

历史上在运动中猝死的运动员为数不少，近年来就有一些曾在运动场上创造过辉煌成绩的运动员发生运动性猝死从而引起轰动。例如吉姆·菲克斯（1984年，马拉松，美国）、弗乐·海曼（1988年，排球，美国）、谢尔盖·格林科夫（1995年，花样滑冰，俄罗斯）以及中国排球国手朱刚（2001年）。据推测，这些运动员均死于心源性猝死（sudden cardiac death，SCD）。由此可见，SCD是运动性猝

死的最主要原因，也是其最主要表现形式。SCD不是由运动这个单一因素导致的，而是由运动和潜在的心脏病共同引起的致死性心律失常所致。

猝不及防的运动猝死，不但是笼罩在运动员头顶的乌云，对参与运动的普通人而言，同样也是高悬头顶的达摩克里斯之剑。网上类似案例的报道层出不穷，分析他们共同的"病因"特征，我认为有以下几点。

1.长期超负荷的运动容易造成猝死

有时候，运动性猝死并非运动本身导致，而是高强度持续的运动作为触发因素，诱使有潜在疾病者发生呼吸心跳骤停导致突然死亡。因此，运动也得讲究一个"度"，注意掌握自己的运动极限，值得一提的是，建议大家不妨到三级甲等医院、企业健康管理中心进行运动负荷测试，这样更加科学，尤其是有慢性病的人。运动强度需要一些科学的指标来衡量。主要涉及物理强度（如跑步机上显示了坡度和速度）、生理强度（跑步机加了心跳监测）、自我感觉（只要在运动中感觉氧气可以满足需要就是比较合适的）。医生还能根据大家的年龄、个人爱好、体质状况等制定出个性化的运动处方，包括运动方式、运动的强度、密度、时间、运动禁忌证和适应证等，非常值得一试。

2.一些运动的坏习惯容易引起猝死

大多时候，运动性猝死并非简单的运动过量，而是在运动过程中，因为种种原因造成对呼吸、心跳和神志三项生命体征的损害。而这种损害又恰恰与我们运动的习惯有一定的关系。比如：运动之前要先热身，如果不做热身运动，一上来就突然加大运动量，心脏就会受不了。运动过后不宜马上蹲坐休息，应做整理活动。否则，会因为马上停止运动而出现意外。因此，每次运动结束后应调整呼吸节奏，步行甩臂，促使四肢血液回流入心脏，并加快恢复体能、消除机体疲劳。

3.极限挑战——极限温度下的危险运动

不知道大家注意到有关猝死报道的时间没有，大多发生在高温酷暑天气或者寒冬腊月时分。高温是夏季猝死的一大诱因，八成以上的运动猝死都是由运动诱发心脏疾病导致的，尤其是在高温环境下。运动会加快心跳，加大心脏负荷，就有可能出现晕厥甚至心源性猝死。另一方面，冬天人们喜欢晨练，在寒冷的气候环境里，如果运动方式过于激烈，很容易引发心脑血管病而导致猝死。

4.运动猝死者体内可能发生了这些变化

以色列医学博士把运动影响心肺系统的两个主要变化认为是诱发猝死的原因。一是运动过程中血压升高，当运动骤然停止时，血压下降更明显了，低血压对冠心病患者是危险的，运动训练后猝死发生率要比训练过程中高；二是人体尽力呼吸时，胸膜腔内压和肺内压明显升高，在一定程度上影响了回心血量，妨碍左心室的血液充盈，因此心排血量减少，继而血液无法正常地到达周围循环，造成脑缺血，发生脑源性猝死。也有人认为因为运动时人体代谢率增高，血中儿茶酚胺水平升高，心肌需氧量增加，从而引起心肌缺血，心肌应激性增高，导致急性心肌梗死、严重心律失常。

如何避免运动猝死这一悲剧呢？美国一项研究认为——避免激烈运动期间心脏突然停跳的好办法，就是增加运动次数。这项以12年时间研究两万多名美国男医师的研究显示，每周至少运动5次者发生心脏突然停跳的概率为每周仅运动一次者的七分之一。每周运动不及一次者，运动时发生心脏突然停跳的概率是休息时的74倍。可见规律、频繁而不超负荷的运动才是好的运动方式。

二、运动损伤，不可不防

生命在于运动，而不是胡乱折腾，保持良好的运动习惯，不但会防止猝死，还能避免各种运动损伤。运动损伤就是由体育运动或训练活动等引起的肌肉、骨骼、内脏等部位的损伤。主动预防损伤比发生损伤后再治疗更为重要。那么，该如何预防呢？

1.训练方法要合理

掌握正确的训练方法和运动技术，科学增加运动量。对于不同性别、年龄、水平及健康状况的人，运动量应考虑到他们的生理特点，因人而异、循序渐进，运动相关的知识参阅第六章。

2.准备活动要充分

准备活动可以提高中枢神经系统的兴奋性，克服机体机能活动的生理惰性，为正式练习做好准备。准备活动能增加肌肉中毛细血管开放的数量，提高肌肉的力量、弹性和灵活性，同时可以提高关节韧带的机能，增强韧带的弹性，使关节腔内的滑液增多，防止肌肉和韧带的损伤。在进行准备活动时，既要躯干、肢体的大肌肉群和关节充分活动开，同时也要注意各个小关节的活动。

3.注意间隔放松

在训练中，每组练习后为了更快地消除肌肉疲劳，防止由于局部负担过重而出现的运动损伤，组与组之间的间隔放松非常重要。项目内容不同，间隔放松的形式也应有所区别。例如，着重于上肢练习的项目，在间隔时可做些放松慢跑；着重于下肢的项目结束后，可以在垫子或草地上仰卧，将两腿举起抖动或做倒立。这一方面可以促进血液的回流，改善血液的供给，另外也能使活动肢体中已疲劳的神经细胞加深抑制，得到休息，对消除疲劳及防止运动损伤有着积极意义。

4.防止局部负担过重

训练中运动量过分集中会造成机体局部负担过重而引起运动损伤。例如，膝关节半蹲起跳动作过多，易引起髌骨损伤；过多地练习鸭步可引起膝内侧副韧带及半月板的损伤。因此，应避免单调片面的训练方法。

5.加强易伤部位肌肉力量练习

据统计，在运动实践中，肌肉、韧带等软组织的运动损伤最为多见。因此，加强易伤部位的肌肉力量练习，对于防止损伤的发生具有十分重要的意义。例如，加强股四头肌力量的练习可以防止膝关节损伤。

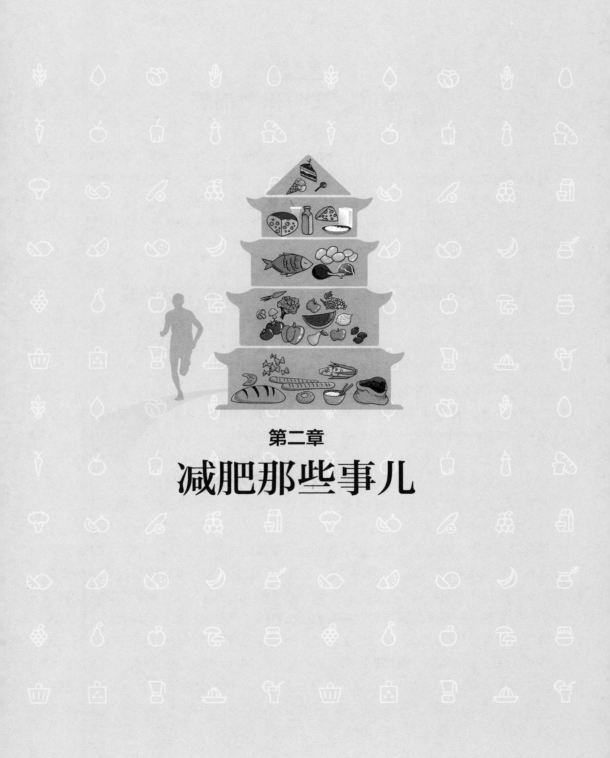

第二章

减肥那些事儿

第一节

体重、文明和幸福感

肥胖似乎与人类社会文明的程度有关。一般而言，发达国家人口的肥胖率远超发展中国家，其中城市内肥胖的发生率又远远高于农村人口，这是人类物质文明进步的必然产物，因此又被认为是"现代文明病"、"富贵病"。为避免这一问题进一步恶化，世界各地政府都呼吁人们重视肥胖的危害，甚至不惜立法推出"肥胖税"等措施，强制解决肥胖顽疾。

一、化悲痛为"食量"——诡异的食物"成瘾性"

对个人而言，减肥绝非易事，不管您从哪个阶段开始，减肥模式下饮食和运动等行为严格自律的痛苦，和随性而至、随遇而安的身心惬意以及美食的诱惑、满足感等无时无刻不发生激烈的冲突。笔者长期坐诊中发现大家普遍存在的一个共性问题是——人们在生活中暂时或长期缺乏自我满足感，他们往往通过过度饮食来寻找这种满足感，即使他们知道这会使他们逐渐发胖，心理也有某种罪恶感但常常无法自拔，或轻或重地出现一种奇怪的"成瘾性"现象。

食物也能"成瘾"？这听上去有点"危言耸听""天方夜谭"了吧。事实上，很多研究证实了这一现象。例如哈佛医学院 Belinda Lennerz 博士指出，高糖含量的食物包括精制淀粉和浓缩的糖类，摄入后会引起血糖在短时间内快速升降，这一情况会让人产生饥饿感，有时还会让人变得易怒。他们的研究用到了两种奶昔，一种高糖，一种低糖，除了含糖量这两种奶昔在其他方面完全相同，例如口味和能量含量。通过不同的方式，这两种饮料被随机分发给了12个健康或是超重的实验参与者。4小时后，饮用了高糖含量奶昔的受试者相比于饮用了低糖奶昔的人们有了明显的饥饿感。专家们紧接着对所有的受试者做了磁共振扫描。结果显示，大脑内调节和感受快乐的伏隔核接收到了刺激，而同样的刺激会在人们服用了类似可卡因等毒品之后被检测到。该实验证明了食物的确会刺激大脑中跟成瘾有关的区域。另外，最新一项研究结果表明，有创伤后应激障碍症状的女性可能更容易食物成瘾。这样我们也就很容易理解那些失恋、压力过大或者遭遇不幸的人为什么会出现化悲痛为"食量"的情况了，也从侧面揭示了"糖"的危害。

二、利用规则来打破规则——减肥聪明策略

饮食的行为与大脑密切相关，除了上述现象之外，笔者认为人们与他们的食物、自我形象、体重以及自尊之间的关系完全可以通过人脑的结构以及另一种作用方式来解释，而且应用这种规则来减肥，或许操作性和可评估性更好、效果更佳。

人脑中最原始的部位就是下丘脑，它的功能虽然简单却十分重要，那就是确保我们生存所必需的那些行为，包括饮食、战斗、繁衍后代、生活以及与他人合作等功能正常运作。

为了实现这些功能，下丘脑采用了两个极其重要的控制中枢，一个用于控制奖励和喜悦，另一个则控制惩戒和不适，此类结构在原始物种如爬行动物中早已存在，因此也常称为"蜥蜴脑"，这也已被科学研究证实是掌握本能的古老部分。所以，我们和所有动物一样，有着一些原始的冲动和非理性的判断本能——趋利避害，我们都喜欢并倾向于享受愉悦的感觉，并尽一切可能避免痛苦和不适。

使用过度饮食来缓解不适或痛苦情绪的肥胖患者需要一种有效的明智策略，帮助他们把种种不快感接入到愉悦感循环中去，将减肥的痛苦和天性中享乐的矛盾化于无形。

当您尝试减轻体重，从而放弃了那些能让您感到无比喜悦的美食体验时，就会产生一种消极、难受的情绪。然而，当您在第二天起床后发现自己减轻了250g体重，您的身心又会做出愉快的反应，令人感到心满意足。事实上，您使用了一种成功的喜悦感来战胜了另一种不愉快的感觉。希望由此诞生，在您和美食的诱惑间树立起了一道防御的屏障，促使您在减肥的道路上不断前进。没错，就是这样简单的一个规则——转移注意力，寻找新的幸福和满足感，填补丢失的幸福感空缺，从而抑制潜在的不适和痛苦，维持大脑愉悦感循环的完美运转。

更加理想的方法是，减肥过程中最好有同伴或者另一个关注您减肥和健康的亲朋好友，您可以随时向他讲述您努力所取得的进展，同他分享您一点一滴成功的喜悦。来自他人的祝贺和鼓励无形中形成一种监督和鞭策，又会驱使您更加有信心投入到减肥中去，而且这种前一天的满足感与第二天达到的成就感和喜悦感紧密联系在一起，日积月累就会迸发出您自己都觉得不可思议的减肥奇迹。

只有这种积极的循环反馈，催化正向的化学反应，才能真正称得上是有效、健康的减肥策略，从而推动减肥的车辙平稳向前！给自己一个瘦下去的机会吧。减肥不是生活的全部，也不只是为了看上去很美，而是塑造一种积极的生活态度，轻松把控自己的身体健康和人生！

第二节

超重和肥胖

说了半天减肥，那么可能不少人都会疑惑，什么是超重和肥胖？两者之间又有什么区别呢？怎么判断自己体重是不是超标了？

首先我们要知道的是，体重是客观评价人体营养和健康状况最重要和直观的指标。体重过低一般反映能量摄入相对不足，可导致营养不良，诱发疾病的发生。体重过高反映能量摄入相对过多或活动不足，易导致超重和肥胖，可显著增加2型糖尿病、冠心病、某些癌症等的发生风险。

如何判断健康体重

1. 体质指数法

严重的肥胖一眼就看得出来，但多数人需要进行身高、体重的测定，从而估算自己是否有体重不正常问题。目前最常用的判断健康体重的指标是体质指数（又叫体重指数，body mass index，BMI），它的计算方法是：

BMI=体重（kg）/身高（m）的平方

我国健康成年人（18～64岁）的BMI应在18.5～23.9（表2-1）。

表2-1　成人体重分类

分类	BMI	分类	BMI
肥胖	BMI≥28.0	体重正常	18.5≤BMI<24.0
超重	24.0≤BMI<28.0	体重过低	BMI<18.5

注：源自WS/T 428—2013成人体重判定。

通过上述简单的计算，我们很容易就能得出自己BMI所在范围，从而明确自己体型究竟归于哪一类，但该方法只适合体力活动和身体比例正常的成人，运动员、不注意锻炼者、长期卧床患者等用该方法就不适合了。这是因为研究表明，大多数个体的BMI与身体脂肪的百分含量有明显的相关性，能较好地反映机体的肥胖程度，但在具体应用时还应考虑到其局限性。如对肌肉很发达的运动员或有水肿的患者，BMI值可能过高估计其肥胖程度；老年人的肌肉组织与其脂肪组织相比减少较多，计算的BMI值可能过低估计其肥胖程度；相等BMI值的女性的体脂百分含量一般大于男性。所以，如有适当仪器条件时，同时测定体脂百分含量（体脂%）会有助于判断肥胖程度。

养生小贴士　　　测量身高时应空腹脱鞋，只穿轻薄的衣服，测量身高的量尺（最小刻度为1mm）应与地面垂直，固定或贴在墙上，受试者直立两脚、后跟并拢，靠近量尺并将两肩及臀部也贴近量尺，测量人员用一根直角尺放在受试者的头顶，使直角的两个边一边靠紧量尺、另一边接近受试者的头皮，读取量尺上的读数准确至1mm。称量体重最好用经过校正的杠杆型体重秤，受试者全身放松直立在秤底盘的中部，读数准确至10g。

2.腰围法——腰围及腰臀比

俗话说"裤带越长、寿命越短"，说的就是腰围是衡量腹部肥胖的重要指标。腰围（WC）是指腰部周径的长度，目前公认腰围是衡量脂肪在腹部蓄积（即中心性肥胖）程度的最简单实用的指标，脂肪在身体内的分布尤其是腹部脂肪堆积的程度与肥胖相关性疾病有更强的关联，在BMI并不太高者，腹部脂肪增加（WC大于界值）似乎是独立的危险性预测因素，同时使用WC和BMI可以更好地估计与多种相关慢性疾病的关系。WHO规定亚太地区，男性腰围≥90cm（2尺7寸）、女性腰围≥80cm（2尺4寸）即为肥胖。臀围是指臀部最大周径，腰臀比（WHR）男性>0.9、女性>0.85即定为中心型肥胖，又名内脏型肥胖。另外，平卧时腹部的高度超过了胸骨的高度也可诊为肥胖。

养生小贴士　　　《中国成人超重和肥胖症预防与控制指南》将腰围的测量方法规定为：让受试者直立，两脚分开30～40cm，用一根没有弹性、最小刻度为1mm的软尺，放在右腋中线胯骨上缘与第12肋下缘连线的中点（通常是腰部的天然最窄部位），沿水平方向环绕腹部一周，紧贴而不压迫皮肤，在正常呼吸末测量腰围的长度，读数准确至1mm。

3.标准体重法

超重百分比 =（实际体重 − 标准体重）/ 标准体重 × 100%

简易计算法：标准体重（kg）= 身高（cm）−105。

Broca法：标准体重（kg）= [身高（cm）−100]，男性 ×0.9，女性 ×0.85。见表2-2。

表2-2 标准体重法对成人体重分类

分类	超重百分比
肥胖	20%～30%轻度；30%～50%中度；＞50%重度
超重	10%～20%
体重正常	−10%～10%
体重过低	＜−10%

简易计算法虽然较BMI粗糙一些，证据支持可靠性和判断分级的精度等较差，但由于计算简单，而且对于肥胖进行了进一步分级（如表2-2所示），可以使胖友们直观了解自己肥胖的严重程度，在实际操作中应用也十分广泛，特别适用于那些一眼就能看出肉乎乎的肥胖者。

4.人体成分分析法

在这样一个胖子说自己是骨架大、瘦子说自己肌肉多的年代，您应该怎样拿出客观数据，告诉他们自己体重的真相？即使对于体重貌似正常的人，也不要沾沾自喜、得意非凡，认为自己身材完美自信心爆棚。您要明白的是，体重只是一个宏观数据，能简单明了地初步判断您是否超重或肥胖，我们前面已经提到过有很多不靠谱的情况出现，要更加科学地观察、细致入微地了解身体脂肪组织的堆积水平，就要借助体成分分析仪，这种仪器采用国内外都使用的BIA生物阻抗检测技术，能清晰地描绘出身体的脂肪、肌肉、水等比例，使您获得体脂百分比信息。它主要参考因素有体重、性别、身高、年龄、阻抗。成人体脂含量健康标准见表2-3。

亚太地区判定体脂异常标准：男性 ＞25%，女性 ＞33%。

表2-3 成人体脂含量健康标准

性别	必需体脂	健康体脂
男性	3%～8%	15%～20%
女性	12%～14%	25%～30%

注：源自Grodner M等，2016。

体脂测量是肥胖鉴定中最"高大上"的一种方法，成本较高，只有专业机构才能提供相关设备，目前普及率也越来越高，它当然具有前面三种方法无可比拟的优势，譬如可测量躯干整体数据及上肢、下肢数据，采用节段分析法，测量精准有效，其中高端人体成分分析仪产品还可以测量人体的内脏脂肪和基础代谢率、推定身体年龄，甚至通过专业软件系统还可以记录身体状况改善的轨迹，从而帮助营养医生制定新的节食和运动计划。结合健康管理系统中身体分析数据为胖友们提供的建议和知识，当然相关服务更加周到、专业、有效。

第三节

肠道的消化与吸收

一、食物殒身碎首、营养消化吸收

食物经过我们咀嚼，满足了最原始的食欲需求，进入胃内与胃液充分混合后又形成了像粥一样的食糜。尽管如此，这还不能直接被人体消化道吸收，还需要进入十二指肠接受胰酶的犀利洗礼，才能变成可吸收的营养小分子。可见食物从外界进入人体参与物质能量代谢，必须发挥殒身碎首的大无畏牺牲精神，经历消化和吸收两大步骤才行。那我们就来了解所谓的消化和吸收具体表现在哪些方面吧！

日常所吃的食物中的营养成分主要包括糖类、蛋白质、脂肪、维生素、无机盐和水。除了维生素、无机盐和水可直接吸收外，蛋白质、脂肪和糖类都是复杂的大分子有机物，均不能直接吸收，必须先在消化道内经过分解，分解成结构简单的小分子物质，才能通过消化道的黏膜进入血液，送到身体各处供组织细胞利用。食物在消化道内的这种分解过程称为"消化"。食物经过消化后，通过消化管黏膜上皮细胞进入血液循环的过程叫"吸收"。

消化和吸收是两个紧密相连的过程。消化包括机械性消化和化学性消化。

机械性消化是通过消化管壁肌肉的收缩活动，将食物磨碎，使食物与消化液充分混合，并使消化了的食物成分与消化管壁紧密接触而便于吸收，使不能消化的食物残渣由消化道末端排出体外。

化学性消化是通过消化腺分泌的消化液对食物进行化学分解，使之成为可被吸收的小分子物质的过程。在正常情况下，机械性消化和化学性消化是同时进行、互相配合的。

食物的消化是从口腔开始的，食物在口腔内以机械性消化（食物被磨碎）为主，因为食物在口腔内停留时间很短，故口腔内的消化作用不大。食物从食管进入胃后，即受到胃壁肌肉的机械性消化和胃液的化学性消化作用，此时，食物中的蛋白质被胃液中的胃蛋白酶（在胃酸参与下）初步分解，胃内容物变成粥样的食糜状态，小量多次地通过幽门向十二指肠推送。食糜由胃进入十二指肠后，开始了小肠内的消化。小肠是食物消化、吸收的主要场所。食物在小肠内受到胰液、胆汁和小肠液的化学性消化以及小肠的机械性消化，各种营养成分逐渐被分解为简单的可吸收的小分子物质在小肠内吸收。因此，食物通过小肠后，消化过程已基本完成，只留下难以消化的食物残渣，从小肠进入大肠。大肠内无消化作用，仅具一定的吸收功能，吸收少量水、无机盐和部分维生素。

二、"节俭"惹的祸

1962年，Neel提出节俭基因假说解释近代各种"富贵病"高发的现象，得到广泛的认可。人类从猿到人经历了百万年的进化过程，追溯远古时期的人们是靠狩猎来维持温饱，他们过的是一种食不果腹、饥寒交迫的生活。狩猎及防御活动消耗了他们大部分能量，为了适应这种环境，人们体内就逐渐产生了节俭基因，使得体内的代谢机制能够充分有效地利用有限的食物，尽量积攒能量，以备饥荒时期的生理需求。节俭基因就是能让肌体代谢机制处于节约状态的基因，这是多年以来人们适应恶劣环境的产物。在那时积累得越多，生存的能力越强，在饥荒来临时，具有这种基因就可能躲过一劫，避免被饿死，而缺少节俭基因的人就难以适应严酷的自然环境而惨遭淘汰。适者生存普遍存在，久而久之，人们就大都具有了这种基因。节俭基因并不是一成不变的，生活模式改变后，没有饥荒困扰的人类，经过若干代人的这种基因也会慢慢减少。

有意思的是，不管纵览历史长河，还是以近代为例，很多人长期处于物质匮乏的环境，那时很少看到肥胖的人，所以从那个时代过来的人具有较多的节俭基因。改革开放和工业化、现代化时代来临，物质奇迹般地一下子涌现出来，极大丰富，再不愁吃喝。人们大量吃油炸食品，享受各色美食，每天从所吃的碳水化合物、蛋白质、脂肪里获得的能量比以前多几倍甚至十几倍。而节俭基因照常在起作用，把消耗不掉的能量变成脂肪辛辛苦苦储藏起来，生怕我们的身体又会被饿着，如果脂肪仅仅储藏在肚皮下变成大肚腩还不要命，偏偏某些脂肪（胆固醇）会在血管里储藏，造成血管堵塞，构成对健康的威胁。节俭基因不仅让您肥胖，而且糖尿病、高血压也随之而来。物转星移、时事陡变，老祖宗好不容易积攒下的"节俭"优势，现在又成了现代人罹患"富贵病"的不幸，这恐怕是谁也想不到的黑色幽默。也许再经过若干代自然选择，人类的"节俭基因"逐渐减少，代之以"消费基因"，那时人们尽管大吃大喝也没有肥胖之忧了吧。但会不会出现新的问题，谁又能预料呢。

三、病从口入、肥从肠起——会"传染"的肥胖

"病从口入"是妇孺皆知的常识，然而多数人对此立论的理解还停留在最初级的阶段，即认为食用了被微生物、寄生虫所污染的食物之后会引发各种传染性疾病，如肝炎、菌痢、霍乱、伤寒、急性胃肠炎以及蛔虫病、绦虫病等。

然而，由于生活方式的改变，近几年肥胖病、痛风、糖尿病、心脑血管疾病的发病率急剧上升，由此"病从口入"又有了新的含义，即因膳食失衡、过度饮食、营养过剩导致一系列营养代谢障碍性疾病。

由于不良饮食习惯而造成的肥胖病、糖尿病、痛风以及因肥胖而伴发的冠心病、高血压、高脂血症、脂肪肝、动脉血管硬化、脑卒中等对人的健康的影响是巨大的。这类因膳食失衡、饮食不当引起的疾病已经成为当今主要死亡原因。因此，如今对"病从口入"的理解已经不能仅仅局限于食品的清洁卫生，而是必须包括改变不良的饮食习惯，纠正错误的饮食观念，提倡合理均衡的膳食，谨防"病从口入"！

由此可见，肥胖也是一种经口而入的疾病，肠道作为消化、吸收的主要场所，理所当然与肥胖具有非常重要的直接相关性，不少减肥产品就是在减少人体消化、吸收程度上下工夫、做文章。此外，研究还发现肠道微生物能发酵人体未能消化吸收的多糖，为人体提供额外的能量，而其代谢产物短链脂肪酸能够诱导脂肪的形成。特别是近些年来，中外学者相继发现了肠道微生物和肥胖之间的密切关系，例如早在2004年，Gordon就首次提出"微生物的杂居能够协助控制体重"的观点，此后他又将从肥胖小鼠中获得的细菌注入瘦个小鼠后，发现瘦个小鼠的体重会上升，推测这些使宿主肥胖的微生物会从食物中收集更多的能量，能量被宿主吸收并转化为多余的脂肪。2013年，《Science》杂志发表了一篇有关肠道微生物与肥胖关系的文章，该文章指出，移植自肥胖个体肠道细菌的无菌小鼠（Ob小鼠），会比移植自瘦个体肠道细菌的小鼠（Ln小鼠）增加更多的体重，积累更多的脂肪，提示人类的肠道细菌可能会"传染"胖瘦等生理特征，可以通过移植肠道菌群将供体胖

瘦等生理特征在小鼠身上重现，这为将来研究肠道菌群引起的疾病以及开发将益生菌、益生元等用于减肥提供了新的途径。因此，从口而入甚至无形"传染"的肥胖，它的根据地、大本营就在肠道，看到这一点，我们减肥的主要目标就十分明确了！

第四节

双面胰岛素

大自然的奇妙之处在于随处可见各种"平衡"机制来维持整个生态系统和世界秩序的稳态，人体也不例外，除了我们熟知的内环境体液酸碱平衡、正负反馈调节等形式外，血糖平衡的调节也是十分重要的一个环节。血糖平衡的意义在于为机体各种组织细胞的正常代谢活动提供能源物质。胰岛素就是目前所知的体内唯一降血糖激素。当我们进食的时候，特别是吃了那些碳水化合物丰富的食物，血糖就会升高，我们胰腺内的胰岛 β 细胞就会开始大量释放胰岛素。葡萄糖是细胞的主要燃料，但身体不喜欢血液管道中葡萄糖太过拥堵，胰岛素立刻化身警车，勤劳地载上这些调皮捣蛋的过高血糖，把它们运送到肝脏或肌肉当中，以稳定的糖原形式暂时关押起来，并根据人体需求是否重新释放回血液内。这是胰岛素发挥"天使"功能的美好一面，它极力维持了体内血糖平衡，防止过高血糖对健康的毒害作用，如果胰岛素释放不足（警车少了）或者没有充分发挥作用（警车空载），我们就会出现糖尿病的症状，结下糖尿病肾病、视网膜病变、周围神经病变甚至糖尿病足等一枚枚恶果。

然而，鲜为人知的是胰岛素其实也能控制脂肪，它可以抑制脂肪分解作用，强迫脂肪细胞接收并存放血液中的脂肪。也就是说，胰岛素过高反而让人变胖。当体内产生的胰岛素增多以及清除减少时会形成体内高胰岛素水平。现在，让我们暂时略过胰岛素天使的伟大一面，归纳下胰岛素"魔鬼"面孔下隐藏的"罪状"吧。

① 胰岛素将能量转化为脂肪。即使能量是来自不含脂肪的食物，也会被转化成脂肪。

② 胰岛素会将脂肪储存在臀部、腰和背上。您越是不希望它出现的地方，它越把脂肪放在那个显眼的所在。

③ 胰岛素阻止身体将脂肪当作燃料。当您长时间辛苦锻炼时，您以为自己在燃烧脂肪，其实并不完全这样，胰岛素不可能让您燃尽脂肪的。

④ 胰岛素让您饥饿。血糖降低会产生饥饿感，胰岛素刺激产生的胰岛素抗体可作用于下丘脑食欲中枢，刺激食欲，使人吃得更多，体重随之增加。

当然，这些问题的源头并不能怪罪于胰岛素，说它双面，只是因为它在努力以自己的方式对血液血糖的波动变化做出自己认为正确的反应，最终效应却是不同方向而已。问题的根本在于我们现在越来越习惯于摄取大量高糖分、高能量的食物及饮料，以至于身体必须释放越来越多的胰岛素，以应付激增的血糖。最后，胰岛 β 细胞为了满足这种需求，被动释放越来越大量的胰岛素，导致更大量的脂肪囤积。我们应该尽力避免这种胰岛细胞超负荷工作的情况，否则等到胰岛 β 细胞竭尽全力开动制造胰岛素的马达，不但胰岛细胞总工厂最终会耗竭破产，效应细胞最终也会以"麻木不仁、充耳不闻"的方式进行胰岛素抵抗，不理睬胰岛素发出的任何指令。就像有些家人教训孩子时声贝、频次持续增强，最后不管您说什么，小孩干脆不听您的了，自暴自弃走向不良极端。

第五节

长胖原因探析

长胖的原因到底是什么呢？归根到底是摄入的能量超过消耗的能量，导致多余的能量以脂肪形式储存。通常每天从食物中摄取碳水化合物、蛋白质、脂肪等营养素产生的能量用于维持生命活动、日常工作和活动以及生长发育等所消耗的能量，即维持着能量摄入和消耗的动态平衡。如果长期摄入的能量少于消耗能量，则会消瘦；相反，如果长期摄入的能量多于消耗的能量，长期下去就会发生肥胖。其实，肥胖发生的原因是非常复杂的，一般来说肥胖与遗传、饮食、不良饮食习惯、运动、肠道菌群、疾病、药物及心理等因素密切相关，遗传因素我们难以改变，但我们可以通过控制饮食、养成良好饮食习惯、制定运动方案及调整心理来预防和治疗肥胖。接下来我们就来详细解释一下上述引起肥胖的因素。

一、遗传因素

单纯性肥胖是具有遗传性的，也就是父母肥胖常常子女也容易肥胖。双亲体重正常其子女肥胖发生率为10%；双亲中一人肥胖，子女肥胖发病率为50%；双亲均肥胖，子女肥胖发病率高达70%。主要由于遗传因素能够影响体重指数、皮下脂肪厚度以及内脏脂肪组织，特别是对内脏脂肪的影响尤为显著。除此之外，遗传因素还能够影响个体的基础代谢率、食物的热效应和运动的热效应，即能量消耗受遗传因素的影响，肥胖个体间能量消耗较正常体重人群的差别可达40%。

二、食物摄入过多

食物摄入过多，特别是经常食用能量密度高的食物或膳食，可以导致摄入的能量过剩，在体内多余的能量则以脂肪的形式储存于脂肪组织，导致体内脂肪的增加。探讨食物摄入过多的原因主要如下。

① 大脑调节食欲的中枢下丘脑，其中存在饱腹中枢和饥饿中枢。进餐后血糖浓度升高，它作用于饱腹中枢，产生饱腹感而停止进餐。在某些情况下，血糖升高到一定程度才能产生饱腹感，导致摄食过多。

② 胰岛素分泌过多，也就是高胰岛素血症。过高的胰岛素水平可以不断地作用于下丘脑的饥饿中枢，产生饥饿感，进而引起进食增加。

③ 脑内胺代谢紊乱。胺是下丘脑神经递质，与摄食有密切的关系，如5-羟色胺可刺激食欲。

④ 肽类激素失衡。肽类激素对食欲的调节具有重要的作用，如β-内啡肽、促生长激素释放激素等均具有促进食欲的作用，而胰高血糖素等具有抑制食欲的作用。这些激素的平衡打破，促进食欲的激素水平高于抑制食欲的激素水平时，就会导致食欲增加。

⑤ 精神、情绪紧张。研究表明，人处于心理紧张的状态时，即使无饥饿的情况下，也常常以进食来掩饰或者摆脱内心的焦虑和不安，尤其是年轻女性最常见。

三、不良的饮食习惯

不良的饮食习惯会导致摄入过多的食物，久而久之就会导致肥胖。所以不良的饮食习惯也是导致肥胖的关键因素。国外的调查研究发现，进食餐数较少的人发生肥胖的机会和程度均高于进餐次数稍多的人。例如，不吃早餐，实际上就是二餐制，往往导致人体在上午没有充足的能量，大脑缺氧缺能量而无法正常工作，中午就吃得多，摄入过多就变成脂肪富集下来。另外，不吃早餐的人还容易产生胆石症和过早衰老，血中胆固醇的水平也要高35%左右。正常人的胆固醇均匀地和胆盐、磷脂溶解在胆汁里，进食后随胆汁排入胃肠道而发挥消化作用，人体摄入食物后4～5小时胆汁就会被排空，所以三餐间隔时间一般为4～5小时。如果不吃早餐，前一夜晚饭距离第二天午餐达十几个小时，这期间胆囊基本上不蠕动，久而久之使胆汁常滞积于胆囊内，胆汁中的胆固醇浓度就会增高，达到"超饱和"状态而析出沉淀，逐渐长成结石。

另外还要杜绝以下生活习惯：进食过快、睡前进食、边看电视边吃零食、经常在外就餐、经常吃油炸食品、经常吃快餐等，这些都容易导致肥胖。

四、身体活动不足

运动能够消耗机体多余的能量，所以需要吃、动平衡才能维持健康的体重。而大多数肥胖者由于体育锻炼少，静态时间过长（如看电视、使用电脑、看书、报纸等），乘车较多而很少步行或骑车，体力性娱乐活动不足，久而久之就会导致肥胖。

五、肠道菌群

益生菌是一类对宿主有益的活性微生物，主要定植于人体肠道、生殖系统内，能产生确切健康功效而改善宿主微生态平衡、发挥有益作用的活性有益微生物的总称。肠道是体内细菌定植的主要场所，这些数量巨大、复杂多样的细菌就形成了肠道菌群。肥胖与肠道菌群密切相关，如前所述，肥胖也能通过肠道"传染"。

六、精神和心理

肥胖的原因除了与上述因素有关，而且还与精神和心理有关。我们前面也提到过，临床上发现某些肥胖患者，是由于情感需要及精神压力大而靠食物来补偿，结果吃得过多，肥胖成疾。研究认为摄食有满足欲望、缓和紧张及稳定情绪的作用，所以一些失去心理平衡的人，由于无意识的过量摄食而肥胖。精神、心理因素主要是通过影响机体的能量和消耗而起作用的。

第六节

福兮祸所伏

"发福"过去常常被认为是一种成功的标志，但是现在肥胖已经被认为是一种慢性疾病。肥胖不仅影响形体美，还会引起生活的不便，更重要的是容易引起多种并发症，加速衰老、降低寿命。随着我国经济的发展及生活水平的改善，肥胖的人群将越来越多，由此而带来的健康问题也将备受关注。

一、心脑血管疾病

肥胖引起心脑血管疾病的高发，如下所述。

① 高血压。肥胖者高血压患病率较高，其高血压的发生率是非肥胖者的2～3倍，而且肥胖程度越重其高血压发生率越高。另外，即使血压正常的肥胖者，其以后发生高血压的概率也远高于非肥胖者。通过控制饮食和增加运动降低体重，使血容量、心排血量和交感神经兴奋性下降，血压也随之降低。

② 高脂血症。肥胖和高脂血症的关系也是非常密切的，肥胖者高脂血症的发生率是正常体重者的2.5倍，而且肥胖者高脂血症的特征是总胆固醇和甘油三酯均高，这与动脉硬化的形成密切相关，也是肥胖者发生心血管疾病较高的原因所在。

③ 动脉粥样硬化和冠心病。肥胖人群容易发生心绞痛、冠心病、心肌梗死等动脉硬化性疾病，而且肥胖的程度越高其发生率也更高。上述的高血压和高脂血症都是冠心病及其他动脉粥样硬化性疾病的危险因素，肥胖导致这些危险因素聚集，大大促进了动脉粥样硬化的形成。因此，肥胖者必须采取有效的措施减轻体重，降低心脑血管疾病的发生。

二、代谢性疾病

其实脂肪细胞不仅能够作为能量库，而且还可作为内分泌细胞生成某些激素。所以肥胖患者往往会表现一些代谢、内分泌异常。糖代谢异常就会引起糖尿病，而糖尿病合并肥胖的患者到处可见。另外，肥胖者较正常者更容易罹患糖尿病，而且肥胖者更容易产生胰岛素抵抗，不利于控制血糖。除此，高尿酸血症也与肥胖密切相关，一般认为肥胖患者不仅体内尿酸的产生增加，而且从尿中排泄的尿酸也减少，这样导致尿酸在体内的积蓄，从而引起高尿酸血症或痛风。

三、其他疾病

肥胖与全身多个系统有关，会加重消化、呼吸及肾脏系统的负担，容易引起肝胆病变，如发生胆囊炎和胆结石等疾病。还会增加关节性疾病的发生，而且增加手术难度及术后的感染风险。

除此之外，肥胖还能促进某些肿瘤的发生。肥胖者发生前列腺癌的危险性是正常体重者的2.5倍。值得注意的是与内分泌有关的肿瘤如乳腺癌、子宫内膜癌、卵巢癌、宫颈癌及消化系统癌症如结直肠癌、胆囊癌、胰腺癌等与超重或者肥胖存在一定的正相关。

第七节

饥饿与体内平衡

"民以食为天""食以粮为本"，吃得多了自然而然就会肥胖，所以我们认为肥胖就应该少吃、限量吃。其实肥胖症的饮食疗法包括绝食疗法、超低能量饮食疗法（半饥饿疗法）及低能量饮食疗法三种，盲目地采用饥饿方法减肥，一方面难以坚持，另一方面也会损害身体，得不偿失，所以绝食疗法不是减肥的常规方法，必须要科学合理地限制饮食，保证营养素的适量均衡，以达到体内代谢均衡。

饥饿减肥短期效果非常明显，是因为减的体重大部分是水分，而不是脂肪。一旦恢复饮食，体重会迅速复原，甚至会因为饥饿而导致摄食增加，体重反会反弹。除此之外，不推荐采用饥饿法减肥的主要原因是不利于健康，特别是对于儿童、青少年。

人体的饥饿一般在饭后2小时，胃和小肠均已排空，而处于饥饿状态。在饥饿过程中胰岛素减少、胰高血糖素增加，并出现一系列的代谢特点：肌肉分解会加强；糖异生作用加强，也就是利用非糖原物质如脂肪酸、氨基酸等在肝脏转化为葡萄糖供机体利用；脂肪分解加速，由脂肪分解的脂肪酸，约有1/4在肝中转变为酮体，因而饥饿时血浆酮体可增高几百倍，脂肪酸和酮体成为心肌、肾皮质和骨骼肌的能源，一部分酮体也可被大脑利用，所以通过饥饿可以减少脂肪的原理便在于此；组织利用葡萄糖减少，主要是节约糖原，利用储备的脂肪供能。由此可见，饥饿时糖异生加强，利用葡萄糖减少，有利于维持血糖水平，这对维护大脑、中枢神经的功能极为有利。

如果机体饥饿过程持续进行，将会进入长期饥饿状态，器官活动强度降低，如心跳减慢、呼吸浅慢、肌肉活动能力下降、机能减退、总的物质代谢水平降低，机体基本上维持在生命必需的低水平功能活动上，这时候体重下降率将会随着饥饿时间加长而减少。

盲目地绝食或者采用饥饿疗法，严重者会伤害心脏、肝脏及肾脏等生命攸关的器官，甚至会引起死亡。机体要维持功能，需要一定的营养物质：蛋白质、碳水化合物、脂肪、维生素和矿物质。对于生长发育期的儿童和青少年以及孕产妇，保证充足的营养物质更为重要。另外长期饥饿还会导致电解质如钾、钠等缺乏，影响心脏跳动，甚至使机体处于昏迷状况。长期饥饿减肥，将得不到足够的钙，将会动员骨骼中的钙，进而破坏骨质，严重时导致骨质疏松。

那么，我们还能不能采用饥饿疗法减肥？当然能，但不是所有人都适合，而且需要在专业人员指导下进行，最好是住院治疗。除了小儿及孕妇以外，年龄在 17 ~ 70 岁的成年人，且BMI在30kg/m^{2}以上且对一般低能量饮食有抵抗的难治性重度肥胖者，因肥胖导致器官功能障碍必须尽早治疗。但是对于新近有心肌梗死发作病史者，存在变异型心绞痛、重度心律失常、脑血管功能障碍、肝肾功能障碍、消耗性疾病、精神疾病、1型糖尿病、孕妇等患者是禁忌采用饥饿疗法的。但是对于轻度的肥胖患者，还是可以采用半饥饿疗法，也就是适当的限制总能量，保证营养素的均衡，并且增加运动以达到减肥的目的。

第八节
吹气球游戏——发胖与发炎

肥胖过程就像吹气球的过程一样，不知不觉中就变得越来越大，特别是腹型肥胖者。其实发胖就是体内脂肪组织的过多堆积，所以脂肪组织和肥胖具有密切的关系。研究发现脂肪组织不只含有脂肪细胞，还含有前体脂肪细胞、内皮细胞及巨噬细胞等，它们能够分泌超过100种激素或者细胞因子，因此脂肪组织也被认为是一个内分泌器官，并且在机体的内分泌及免疫方面起着重要的作用。

那么肥胖和炎症有什么关系呢？从病理学的角度看，很多慢性非传染性疾病都与炎症反应有关，只不过在疾病初期常无明显的临床表现，机体常常处于慢性隐匿性反应，我们习惯性称之为慢性炎症。起初研究发现了脂肪组织有炎性因子肿瘤坏死因子α（TNF-α）的表达，并且在肥胖者中TNF-α的水平明显升高，从而首次把肥胖与炎症联系起来。随后研究发现肥胖者体内除了TNF-α升高外，白介素6（IL-6）、C反应蛋白（CRP）等炎性反应因子也较高，从而提出肥胖是一种慢性炎症疾病，而且这些炎症因子在肥胖的并发症如2型糖尿病、高血压、动脉粥样硬化中都起着重要作用，所以肥胖是很多慢性代谢性疾病的基础。这些都是由于肥胖患者伴随脂肪物质的过度沉积，容易引起炎症标记物的改变，促炎因子表达上升而抗炎因子表达下降，促进了慢性炎性反应。虽然机体具有自我调节的能力，脂肪组织轻度蓄积机体可以做出适应性的改变。但是随着脂肪组织的不断增加，逐渐超出了机体自身的调节能力，进而诱发脂肪细胞的肥大和炎症反应，引起一系列的代谢紊乱。

肥胖中代谢炎症可引发多种代谢疾病的发生发展，那么有没有针对代谢炎症的治疗措施以预防或治疗肥胖及相关代谢疾病呢？其实最有效的方式就是减肥，通过控制饮食和增加运动，就能够对肥胖炎症状态起到抑制作用。规律性的运动，尤其是耐力项目运动有助于机体动用脂肪供能，减少体脂含量。体脂的减少，即脂肪细胞内储存的甘油三酯的降低可以减少脂肪细胞内促炎症因子的分泌，进而减少巨噬细胞的浸润。同时，又可以增加抗炎症因子脂联素等的分泌，从而有利于改善肥胖者的慢性炎性状态，运动不仅可以减脂肪增瘦体重，还可以改善肥胖炎性状态，这对预防各种代谢性疾病具有积极意义。此外，饮食中还有抗炎作用的营养物质 $\omega-3$ 脂肪酸、多不饱和脂肪酸如二十碳五烯酸（EPA）和二十二碳六烯酸（DHA）能够发挥抗炎作用，改善炎症疾病如心血管疾病和肠道炎症疾病。

总之，肥胖伴明显的慢性炎症反应，这种炎症在肥胖相关性疾病的发生中可能起了重要作用。通过有效方式减肥，也能降低慢性炎症反应，这对于预防各种代谢性疾病具有重要的意义。

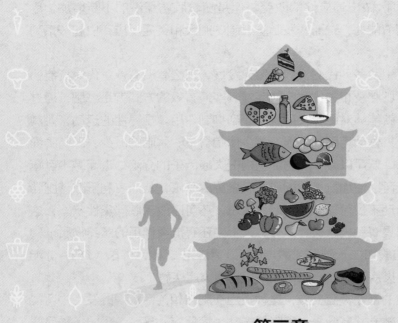

第三章

懂点营养学

第一节

我的诱惑甜蜜而苦涩——碳水化合物

一、我叫甜蜜蜜，学名碳水化合物，家里的成员真不少

正要减肥的您，听到我碳水化合物的大名，是不是就已经开始皱眉头了？其实我并没有你们想象的那么可怕，你们还是应该全面了解我后再做决定。

碳水化合物是由碳、氢和氧三种元素组成，由于其所含的氢、氧的比例为二比一，和水一样，故称为碳水化合物，是人体供能的三种主要的营养素中最廉价的营养素。食物中的碳水化合物可分成两类：可以被人类消化吸收的有效碳水化合物如单糖、双糖、多糖（如葡萄糖、蔗糖、淀粉等）和不能被人类消化利用的无效碳水化合物如膳食纤维等。

碳水化合物是生命细胞结构的主要成分及主要供能物质，并且有调节细胞活动的重要功能。此外还有节约蛋白质、抗生酮、解毒和增强肠道功能的作用。每克葡萄糖约提供能量4kcal，人体摄入的碳水化合物在体内大多数经消化变成葡萄糖参加机体代谢，因为碳水化合物多数具有甜味，所以老百姓也经常把碳水化合物称为糖，其实是一种不准确的说法。

二、食物中碳水化合物那些事儿

碳水化合物是使人体内所有器官工作所需的能量来源。大多数的碳水化合物来自植物，谷物、蔬菜、水果和豆类（例如豌豆和蚕豆）都是其主要来源；奶制品是唯一含有大量碳水化合物但是来源于动物的食品。

在我们的膳食结构中，植物是碳水化合物的主要来源，而在植物中谷类是人可利用的碳水化合物最主要的来源。谷类食物中的碳水化合物是以淀粉的形式提供能量。中国以水稻和小麦为主要粮食食品，其他一些粗粮如玉米、小米、高粱米也是碳水化合物来源之一。有些地区薯类食品也作为碳水化合物提供能量。粮食中含碳水化合物60%～78%。薯类食品含碳水化合物大约24%。水果由于含水量较大，故碳水化合物的含量比谷类少。在新鲜水果中，碳水化合物主要以单糖葡萄糖、果糖和双糖蔗糖的形式存在。在新鲜水果中蔗糖含量在6%～25%，香蕉含糖在20%

左右。干果具有更高的含糖量，可能含糖在50%～90%。蔬菜可提供少部分碳水化合物，用作食物的蔬菜是植物的叶、茎、种子、果荚、花、果实、块根和块茎，后两者含淀粉较多，前面一些含糖量较低，为3%～5%。大多数动物性食品含糖量都很少，当动物被宰杀时，储存在肝脏和肌肉中的糖原很快分解成乳酸和丙酮酸。

生活中还有一种食物含有大量的碳水化合物而且主要是单糖，却常常被人忽视，那就是含糖饮料。所谓含糖饮料是指糖含量在5%以上的饮品，而市面上常见的饮料多数含糖量在8%～10%甚至13%，当饮用一瓶750mL的含糖饮料后，实际摄入了糖60～75g，这些糖如果直接吃下去人们是很难接受的，但是喝下一瓶这样的饮料非常容易。世界卫生组织的流行病学研究也发现过多摄入含糖饮料增加肥胖的风险。

三、要减肥，请吃对碳水化合物

减肥需要控制膳食，不仅仅是总能量的控制，各个营养素的供能比例也要调整，碳水化合物的供能比应控制在总能量的50%～65%较为合适。但是很多减肥人士认为摄入碳水化合物会导致发胖，因此往往减少对碳水化合物的摄入。其实适当摄取碳水化合物并不会造成发胖，而为了减肥拒绝吃含有碳水化合物的食品，反而会造成相反的效果，减肥没有成功，还会引发其他的症状。

其实，含碳水化合物的食物世界里也有"好"与"坏"之分。

"好"的碳水化合物食物主要指的是那些纤维丰富的蔬菜、豆类、低血糖生成指数（GI）的水果及全谷类食物，它们的纤维质完整，碳水化合物的吸收不会太快，所以对血糖影响很小，而且腹饱感强，不容易造成能量摄入过剩，避免形成体脂的堆积。

"坏"的碳水化合物食物主要是指精制、加工、纤维含量少且碳水化合物含量高的食物，例如各种糖果、蜂蜜、烘焙的糕点、饼干、白面包、白米饭等，如果吃得过多都会导致发胖，最好尽量不吃或者少吃，如能配合粗粮或者高膳食纤维的杂豆等一起混合食用也有利于减少摄入总量及其对血糖和体重的影响。

下面列举一些适合减肥时用来提供碳水化合物的好的食材。

1. 糙米

糙米作为一种绿色食品，对肥胖和胃肠功能障碍患者有很好的效果，可以改善体质、提高新陈代谢。食用糙米后，人体的血糖上升速度较低，血糖不易升高而细胞吸收量降低，有利于达到减肥的效果。此外，糙米保留了精米所没有的米糠层和胚芽层，这部分含有大量有助于减肥的膳食纤维，还可改善便秘，促进新陈代谢。

2.燕麦

燕麦多数生长在1000m以上的高海拔地区，生长环境非常寒冷，造就了其高蛋白低能量的特性，同时其中还含有大量的可溶性及不溶性膳食纤维，能有效阻止食物中的油脂和胆固醇在肠道的吸收，并促进其排出体外。而且燕麦中的高黏稠度可溶性膳食纤维能延缓胃部消化时间，增加饱腹感，进而降低食物的摄入量，长期坚持食用身体自然而然就会瘦下来。

3.麦麸

麦麸即麦皮，是小麦磨取面粉后筛下的种皮。它富含膳食纤维，会在胃肠内减少部分糖和脂肪的吸收，使体内脂肪消耗增多。另外，它还有很强的吸水性，在肠道内吸收水分和粪便中的有害物质，改善结肠功能，帮助排清宿便。

4.玉米

玉米中含有较多的粗纤维，比精米、精面高4～10倍。玉米中还含有大量镁，镁可加强肠壁蠕动，促进机体废物的排出。它含有丰富的钙、磷、硒和卵磷脂、维生素E等，均具有降低血清胆固醇的作用。

5.荞麦

荞麦有甜荞、苦荞、翅荞和米荞麦四个品种，人们通常食用的是苦荞和甜荞，市场上有"荞麦片""荞麦粥""荞麦挂面""荞麦面包"等出售。荞麦含有的烟酸成分能促进机体的新陈代谢，增强解毒能力，还具有扩张小血管和降低血液胆固醇的作用。

养生小贴士

碳水化合物对心脏的危害比脂肪更严重

少吃饱和脂肪，是美国政府在过去30年来不断向民众鼓吹的金科玉律。但几十年来，美国人已经降低了饱和脂肪在每日摄取能量中所占的比例，但肥胖的发病率仍然增加了一倍多，糖尿病也是原来的三倍，心脏病仍然是第一号杀手。

最近，一系列的研究对当初的这一理论提出了质疑：研究人员可能弄错了真凶。实际上用碳水化合物取代脂肪进行能量供给，可能会增加肥胖、糖尿病与心脏病的风险，而且比脂肪还危险。这项发现，也对美国在2015版新膳食指南产生了重大影响。

2015年版的美国膳食指南中要求：健康的膳食应该特别限制饱和脂肪酸、反式脂肪酸、人工糖和盐的摄入。摄入的添加糖应低于全天能量摄入的10%，摄入的饱和脂肪应低于总能量的10%，并用不饱和脂肪酸代替饱和脂肪酸。

第二节

拒绝"黑锅"，长胖不光我的错——脂肪

一、我叫脂肪，一脸懵懂的"背锅侠"

食物中的油脂主要是油和脂肪，一般把常温下是液体的称作油，而把常温下是固体的称作脂肪。减肥就是减脂肪，因此脂肪历来是胖友们心目中的头号大敌，不明所以者吃饭小心翼翼，简直到闻"脂"色变的程度。

脂肪根据其饱和程度高低分为饱和脂肪、单不饱和脂肪和多不饱和脂肪；根据其碳链结构的长短分为短链脂肪、中链脂肪、长链脂肪和超长链脂肪。因为这些化学结构上的差异，导致它们对身体健康的作用差异巨大，有的甚至是截然相反。

1.脂类的功能

脂类并不是"十恶不赦"，它对人体结构以及正常生理都发挥着相当重要的作用。

① 提供能量。脂肪产热较高，每1g脂肪释放的能量为9kcal，是蛋白质或碳水化合物所释放能量的2.25倍，正常人体每日所需能量有25% ～ 30%由摄入的脂肪产生。

② 储存能量。当摄入的能量超过消耗的能量时，能量以脂肪的形式在体内储

存，当能量摄入不足时，可以释放出来供机体消耗。但是若长期储存而不消耗释放，则会导致体脂肪堆积而形成肥胖。

③ 防寒及保护身体器官。由于人体皮下有一层脂肪，脂肪是一种较好的绝缘物质，在寒冷情况下，可保持人体体温。另外，脂肪对身体一些重要器官起着支持和固定作用，使人体器官免受外界环境损伤。

④ 增进饱腹感及摄入食物的口感。由于脂肪在人体胃内停留时间较长，因此摄入含脂肪高的食物可使人体有饱腹感，不易饥饿。另外，脂肪可以增加摄入食物的烹饪效果，增加食物的香味，使人感到可口。脂肪还能刺激消化液的分泌。

⑤ 促进脂溶性维生素的吸收。脂肪是脂溶性维生素如维生素 A、维生素 D、维生素 E、维生素 K 的载体，如果摄入食物中缺少脂肪，将影响脂溶性维生素的吸收和利用。

⑥ 提供必需脂肪酸。摄入足够的脂肪可保证人体必需脂肪酸的需要。特别是 ω-3 多不饱和脂肪酸如 DHA、EPA 等具有抗炎、降血脂等作用。

2. 脂肪的来源

脂肪的食物来源分可见的脂肪和不可见的脂肪。可见的脂肪是指那些已经从动植物中分离出来，能鉴别和计量的脂肪，例如猪油、黄油、人造黄油、花生油、豆油等烹调油。不可见的脂肪是指没有从动植物中分离出来的脂肪，如食用的肉类、鸡蛋、奶酪、牛奶、坚果和谷物中所含的脂肪。此外，植物脂肪和动物脂肪的区别是：植物脂肪或植物油中含多不饱和脂肪酸高，并且不含胆固醇，但可可黄油、棕榈油、椰子油例外，这几种油含较高的饱和脂肪。动物食品中海洋动物和鱼类含有一些不饱和脂肪，也有个别含饱和脂肪。牛羊肉中动物脂肪比较低，一般在10%左右或以下。鱼类含脂肪更低，一般含脂肪在2%～8%。

二、长胖可不是我一个的错

脂肪，绝对是被刷单的满满差评，但是长胖可真不止是脂肪的错！虽然体脂肪的堆积造成了外表身形的臃肿，但这些储存在体内的脂肪和食物中的脂肪不能简单地画等号。肥胖的真正原因是能量过剩，即能量的摄入大于能量的消耗。食物中提供能量来源的不仅是脂肪，还有碳水化合物和蛋白质，虽然说单位重量脂肪和其他两种营养素相比，在供能数量上明显更高，但是从国人的膳食模式中看碳水化合物还是比例最大的能量供给来源。因此，单纯限制脂肪的摄入并不一定能控制住总体能量的摄入，也不能很好地减肥，只有将总能量摄入控制住了，才能有效减肥。

另外，近年来不少研究发现，少部分的特殊结构的脂肪（例如中链脂肪等）甚至能降低身体脂肪的含量而有助于减肥。所以要是把一身的肥肉简单地全部怪罪于脂肪的摄入，那就太冤枉了！

三、要减肥，请吃对脂肪

想要减肥，没有什么捷径走，必须要维持机体摄入与消耗间的负平衡状态，才能达到效果。在控制膳食的同时，适当增加活动，可改善糖耐量，降低胰岛素分泌，促进体脂分解，减少体蛋白丢失和增加合成，有利于机体正常氮平衡的维持。肥胖治疗必须坚持足够时间，持之以恒地改变原有生活、膳食习惯，长期控制能量摄入和能量消耗。

控制膳食指的是控制好总能量以及各种营养素的比例。总的来说，脂肪的摄入量需要限制，尤其是限制动物脂肪的摄入。因为肥胖时，脂肪沉积在皮下组织和内脏器官过多，常易致脂肪肝、高脂血症及冠心病等并发症。为使膳食含能量较低而又耐饿性较强，对肥胖者膳食脂肪摄入量应控制在总能量的20% ~ 30%。

对于减肥来说，食用油的选择非常重要，我们日常所用的食用油包括植物油和动物油。植物油主要是菜子油、花生油、玉米油、大豆油、棉籽油等；动物油主要有猪油、羊油、牛油等。植物油富含人体必需的脂肪酸，也就是含有大量的不饱和脂肪酸，不含胆固醇，且富含维生素E。不饱和脂肪酸会刺激肝脏产生较多的高密度脂蛋白，能把附着在血管壁上多余的胆固醇清除到体外，对预防动脉硬化、高血压、心血管疾病非常重要。动物油含人体必需脂肪酸较少，含不饱和脂肪酸和胆固醇较多，富含维生素A、维生素D，食用起来味道香美，具有促进脂溶性维生素吸收的作用。另外胆固醇还是人体组织细胞的重要成分，是合成胆汁和某些激素的重要原料。但过多食用动物油会引起高血压、动脉硬化、冠心病、高脂血症及脑血管意外。由于在膳食中的动物性食品中就已经提供了动物性脂肪的来源（素食者除外），所以一般不提倡使用动物性食用油进行烹调。科学研究表明，饱和脂肪酸、单不饱和脂肪酸、多不饱和脂肪酸三者的摄入比例最好是1：1：1。

此外，我们在选用食用油的时候，还要注意常见的人造奶油、氢化食用油、奶酪等都是植物油，都经过了氢化处理，处理后油中所含的不饱和脂肪酸就会转化为饱和脂肪酸，过多食用是不利于健康的。

第三节

选我选我，我最纯洁？——蛋白质

既然碳水化合物和脂肪都不同程度地"躺枪"了，被公认为减肥道路上的两大"敌人"，是不是三大供能营养素就唯有蛋白质独善其身、独占鳌头了呢？一方面，蛋白质确实在人体内发挥了不可替代的重要作用；另一方面，现在好多减肥机构都推出了高蛋白减肥法来指导胖友们以此模式来减肥，甚至推荐蛋白粉来佐餐，似乎也印证了蛋白质的突出地位。但是，还是笔者反复强调的那句话——"平衡、平衡"。蛋白质之所以如此受减肥者们青睐，重要的原因在于蛋白质食物热效应最高，消化蛋白质所耗时间和能量是各类营养素里最长、最多的。要分解及吸收蛋白质需3小时以上。所以要瘦身的人如果吃瘦肉、鱼及低脂酸奶等，光是消化吸收就消耗许多能量，而且这个过程也相对缓慢，延长了胃排空时间，能获得较持续的饱腹感，让人不容易感觉饥饿。

一、我叫蛋白质，我的作用真不小

我们每天都要吃这么多蛋白质（主要以肉、蛋、奶的形式摄入），那么它们最后都去哪儿"建功立业"了呢？蛋白质是组成人体的重要成分之一。人体一切细胞都由蛋白质组成。蛋白质占人体全部重量的18%。蛋白质是人体氮元素的唯一来源。总的来说，蛋白质主要的功绩体现在以下三个方面。

① 蛋白质是人体组织的主要成分。有许多具有重要生理作用的物质如果没有蛋白质的参与就不能起作用。如酶类、激素、免疫蛋白、肌肉收缩的肌动蛋白、构成机体组织支架的胶原蛋白等。所以蛋白质是生命存在的形式，也是生命的物质基础。

② 蛋白质参与组织细胞的更新。每天都有大量的细胞死亡，同时产生新的细胞，这就是新陈代谢。人体的组织细胞在不断地进行新陈代谢，蛋白质在不断地分解合成，但蛋白质总量却维持动态平衡，称为氮平衡。

③ 调节渗透压。正常人血浆中与组织液之间的水分不停地进行交换，保持平衡。渗透压的大小决定了水分流动方向，蛋白质可以调节胶体渗透压，使机体细胞内液体保持平衡。

二、要减肥，蛋白质该怎么吃？

（一）蛋白质的来源和质量

1.蛋白质的来源

人体通过摄入的植物和动物食品补充蛋白质。植物蛋白质主要由粮食提供，在植物中含蛋白质最丰富的食物是黄豆，100g黄豆含蛋白质35g。在动物食品中一般瘦肉类食品蛋白质含量在15% ~ 20%，鱼虾类及软体动物类食品中蛋白质含量在15% ~ 20%，牛奶蛋白质含量是2.3%，鸡蛋是12.8%。蔬菜、水果中蛋白质含量一般不高，大约在3%以下。

2.蛋白质的质量

动物性蛋白和植物性蛋白在质量上有所不同，动物性蛋白的氨基酸组成比较合理，在体内也容易消化吸收，生物利用率较高，而植物性蛋白（除豆类以外）的氨基酸组成往往缺少赖氨酸、蛋氨酸、苏氨酸和色氨酸等必需氨基酸，所以营养价值较低。中国营养学会推荐的蛋白质摄入要求动物性蛋白和大豆蛋白质应该占膳食蛋白质总量的30% ~ 50%。考虑到动物性食物中虽然富含优质蛋白，但同时还含有大量的动物性脂肪，所以在选择动物性蛋白的同时还要注意避免过多的脂肪摄入。因此，动物性食物中的脂肪含量较低的鱼类是最好的动物蛋白质的来源，黄豆是最好的植物蛋白质的来源。黄豆中的大豆异黄酮对女性还有特别的好处，能减轻更年期综合征的症状。

（二）减肥该如何选择蛋白质？

1.减肥膳食中蛋白质的比例

肥胖因摄入能量过多，过多能量无论来自何种能源物质，都可致肥胖，食品蛋白当然也不例外。严格限制膳食能量供给，尤其是限制了碳水化合物和脂肪的摄入后，蛋白质的供能比势必会升高，但是过量的蛋白质摄入同样会对身体健康带来损伤，尤其是对肝肾功能造成损害，故低能量膳食的蛋白质供给可适量增加，但也不宜过高，其提供能量占总能量的15% ~ 20%为宜，并选用高生物价蛋白，如牛奶、鱼、鸡、蛋清、瘦肉等。

2.蛋白质摄入量过高的危害

蛋白质虽好，也不要贪多哟！蛋白质类食物并非没有任何缺点，除了此类食材价格相对昂贵外，在分解代谢过程中，需要经肝脏处理、肾脏排泄等，会在体内形成大量废物，因此食用大量蛋白质类食物，会增加废物如尿酸、尿素氮等的形成，从而增加人体器官的代谢负担，健康成人经过代偿可以正常发挥排毒机制，而肝肾功能不全者就不行了，而且在高蛋白饮食减肥期间，一定需要大量饮水，增加肾脏排泄来过滤掉血液里的尿酸等废物。

（1）引起肠胃功能紊乱

蛋白质摄入量过高，多余部分不能被消化、吸收和利用的蛋白质被肠道细菌分解，发生腐败作用，形成酪胺、腐胺、组胺及色胺等物质。此外，肠道细菌通过腐败作用还产生苯酚、吲哚、甲基吲哚、硫化氢等物质，这些物质可以引起人体胃肠道功能紊乱，并对人体有毒性作用。

（2）增加肝脏解毒负荷

正常情况下，人体内的一部分胺、氨及其他有毒物质随粪便、尿液、汗液排出体外；另一部分被吸收进入血液中，经肝脏被分解，所以不会发生中毒现象。如果摄入量过高，腐败产物的量过多，肝脏解毒的负荷增加，就会伤害肝脏，进而损害整个机体的健康。

（3）增加肾脏排泄负荷

蛋白质摄入量过高，超过人体需要量，就会产生尿素、肌酐等大量代谢废物。排出大量的代谢废物必然加重肾脏负荷。如果肾脏负荷长期过重，就会伤害肾脏，进而损害整个机体的健康。

三、减肥，要正确认识蛋白粉

（一）蛋白粉的概念

所谓的"蛋白粉"就是用蛋白质制成的粉或者说是一种粉状的蛋白质，其制备通常选择蛋白质含量高及营养价值高的食物。我们机体每天要更新大约3%的蛋白质，而我们平常所吃的肉类、鱼、鸡蛋、牛奶和豆类等食品可以为我们提供优质而充足的蛋白质，所以正常饮食不必担心蛋白质的缺乏。蛋白粉主要用于补充饮食中蛋白质摄入不足或机体丢失过多者，如创伤、烧伤、大面积皮肤溃烂、外科大手术后、肿瘤放化疗患者等；也可用于神经性厌食、小肠吸收障碍患者等；对于孕妇、乳母、胃肠道功能较弱的老年人及蛋白摄入不足的儿童，也可适当地补充蛋白粉。

（二）蛋白粉的分类

目前市场上销售的蛋白粉大体上可分为两大类：一类是纯蛋白粉，如乳清蛋白、酪蛋白、卵白蛋白、大豆蛋白粉等；另一类是混合蛋白粉，如将乳清蛋白、酪蛋白、卵白蛋白按一定比例混合，或将酪蛋白与大豆蛋白按一定比例混合制成的蛋白粉。也可以按照来源简单分为：植物蛋白粉（大豆蛋白粉）、动物蛋白粉（乳清蛋白粉）及混合蛋白粉三种，它们的品质因所含氨基酸配比不同会产生一些差异。

1. 大豆蛋白粉

大豆蛋白质的氨基酸组成接近人体需要，且富含谷类蛋白缺乏的赖氨酸，是谷类蛋白质互补的天然理想食品，但大豆蛋白粉中含有某些抗营养因素及胀气因子，胃肠道耐受不好的人群食用后有腹胀的感觉。

2. 乳清蛋白粉

乳清蛋白在营养学中被认为是"蛋白之王"，主要从牛奶中提取，富含人体需要的所有必需氨基酸。具有纯度高、氨基酸配比恰当、易被人体消化吸收，含有生物活性的蛋白质和多肽，如乳球蛋白、乳白蛋白、免疫球蛋白、乳铁蛋白和多肽等特点。这些蛋白质和多肽能够维持和提高机体免疫力；抗自由基、延缓衰老；促进创伤愈合；维持肾功能等。

（三）补充蛋白粉的注意事项

蛋白粉可以加入牛奶、豆奶甚至果汁等食用，以增加口感和其他营养素。但需要注意的是，一般成人每天70g的蛋白质摄入量很容易通过正常饮食获得，所以吃蛋白粉一定要控制量，以防因蛋白质摄入过多而导致高尿素氮血症、代谢性酸中毒等问题。另外，补充蛋白粉时，最好配合碳水化合物一同食用，减少由于能量不足导致蛋白质作为能量被消耗掉。

蛋白粉固然好，但并非人人适宜，限能量、高蛋白饮食有一定的减肥效果，可也不是越高越好。我们不仅要认识它的营养价值，更重要的是要掌握时机和剂量。合理的膳食结构，加上科学补充营养制剂，才能让我们更健康。

第四节
双益合璧——益生菌和益生元的"情缘"

一、"帅哥"益生菌和"美女"益生元

益生菌是一类对宿主有益的活性微生物，是定植于人体肠道、生殖系统内，能产生确切健康功效，从而改善宿主微生态平衡、发挥有益作用的活性有益微生物的总称。人体、动物体内有益的细菌或真菌主要有：酪酸梭菌、乳酸菌、双歧杆菌、嗜酸乳杆菌、放线菌、酵母菌等。近年来被广泛应用于生物工程、工农业、食品安全以及生命健康领域。越来越多的研究发现，益生菌对各种疾病（例如肥胖、糖尿病、代谢综合征、肿瘤、感染、过敏等）的防治都起到了非常重要的作用。

如果把益生菌比喻成一个让身体充满阳光的"帅哥"的话，那么益生元自然可以被称为让这个"帅哥"更加活力四射的"美女"了！

益生元是指不易被消化的食品成分通过选择性地刺激一种或几种细菌的生长与活性而对寄主产生有益的影响，从而改善寄主健康的物质。市面上应用比较广泛的益生元有异麦芽低聚糖（低聚异麦芽糖）、低聚果糖、低聚木糖等，它们都属于膳食纤维的范畴。可以说益生元就是益生菌的"粮食"，是让益生菌茁壮成长的养料。

养生小贴士

判断益生菌是否有效的"三个标准"

① 菌株决定功效。所有益生菌都是按属、种、株三个层次依次详细划分的，而益生菌的功效是以最基层的"菌株"为准的。某个菌株具有某种生物功效作用并不意味着所有的同种益生菌的其他所有菌株都具有一样的功效。

② 活性是关键。人体的消化道环境很复杂，在经过胃酸、胆汁等环境后依然能存活的菌株才能到达大肠发挥其功效。

③ 100万个才有效。我国乳酸菌标准明确规定酸奶中活菌的数量要达到每毫升100万个，否则就不能保证最终到达大肠的活菌量，也就无法保证功效。

二、双益合璧的肠道才健康

虽然益生菌与益生元都是对人体健康尤其是肠道健康的大功臣，但是两者在使用方法以及功效原理上还是有很大的差异，主要区别如下。

① 补充"益生菌"的思路是直接吃进活的细菌，类似于空投一些"好细菌"来抑制"坏细菌"。而补充"益生元"的思路则是通过提供有益细菌喜欢的食物来扶持它们，从而压制有害细菌。

② 补充"益生元"在通过消化道时大部分不被人体消化而是被肠道菌群吸收，而吃益生菌需要经受胃部强酸环境的考验，只有活着到达肠道益生菌才能发挥作用。最重要的是益生元只增殖对人体有益的益生菌，而不增殖对人体有潜在致病性或腐败活性的有害菌。

③ 吃益生元更加安全，不会产生免疫反应，而吃益生菌对某些体质人群可能产生免疫反应。

总而言之，益生元给益生菌提供"食物"，是益生菌的"养料"，最好的办法是两者都补充，双"益"合璧，肠道更健康！

三、要减肥，先让肠子"瘦"起来

目前已发现肠道菌群在肥胖发生、发展中的多种可能机制。肠道菌群影响宿主能量代谢的平衡，其结构失调导致代谢性内毒素血症，引起慢性系统炎症，诱发肥胖等代谢性疾病。因此，补充益生菌和（或）益生元调节肠道菌群的平衡，有利于改善能量与营养素的代谢，预防和治疗肥胖。

正如前面曾提及的那样，"病从口入、肥从肠起"，要减肥，先让肠子"瘦"起来吧！

第五节

"微"亦足道——维生素与微量元素

一、维生素

维生素，顾名思义是维持生命的营养素，它们是一类小分子有机化合物，在人体内不能合成或合成的数量不能满足人体的需要，必须从食物中获得。虽然人体对维生素的需要量很小,但是维生素对于人体的生理功能具有非常重要的作用。维生素可分为脂溶性维生素和水溶性维生素两大类,前者有维生素A、维生素D、维生素E和维生素K,它们不溶于水而溶于脂肪以及有机溶剂,后者主要包括B族维生素和维生素C。

(一)维生素A的作用和食物来源

1.光明使者——维生素A

维生素A一般烹调不会将其破坏,又名视黄醇,所以您不难猜到,它主要与人体的视觉有关。严重缺乏时,会出现夜盲症,使人全部变成黑夜游侠(瞎)。

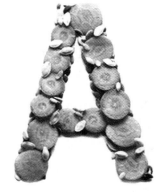

2.维生素A的食物来源

富含维生素A的主要食物有动物的肝脏、鱼肝油、鱼卵、全奶、奶粉、奶油、蛋类。在许多植物性食物中含有类胡萝卜素,是维生素A的亲戚,在体内可以转化维生素A。富含胡萝卜素的食物有绿色或红黄色蔬菜,如菠菜、韭菜、油菜、胡萝卜、小白菜、空心菜、香菜、荠菜、金花菜、辣椒、莴苣、豌豆苗等以及水果中的杏子和柿子等。

(二)B族维生素的双"核"作用和食物来源

1.维生素B_1——脚踏实地的硫胺素

维生素B_1又称硫胺素,在维护神经、消化、循环等系统的正常功能中起着非常重要的作用,影响心肌、骨骼肌等组织的能量代谢。当维生素B_1缺乏时,首先影响神经组织的能量供应,易出现手足麻木、四肢无力等多发性周围神经炎的症状,严重者引起心跳加快、心脏扩大和心力衰竭等,称为"脚气病"。

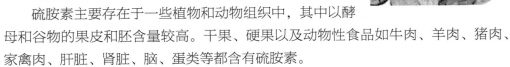

硫胺素主要存在于一些植物和动物组织中,其中以酵母和谷物的果皮和胚含量较高。干果、硬果以及动物性食品如牛肉、羊肉、猪肉、家禽肉、肝脏、肾脏、脑、蛋类等都含有硫胺素。

2. 维生素B₂——敏感的核黄素

维生素B₂又称核黄素，在碱性溶液中很容易被破坏，对紫外线敏感，可迅速被破坏。维生素B₂在体内调节蛋白质、脂肪、糖的代谢，而且可以促进生长发育，维持皮肤和黏膜的完整性。

动物性食品是核黄素的主要来源，其中以肝、肾和心为最高，其次为全奶、奶粉、奶油、蛋类。许多绿色蔬菜和豆类中也含有核黄素，但是谷类和一般蔬菜中含量较少。

（三）维生素C（抗坏血酸）的作用和食物来源

1. 维生素C的灵犀一指

维生素C又叫抗坏血酸，说来有趣的是，它的发现与大航海有关，因为船上长期食物缺少而单调，没有新鲜水果和蔬菜，很多人都因此患上坏血病而死亡。因此，维生素C最厉害的一招便是它强大的还原作用，如将运铁蛋白中Fe^{3+}还原为Fe^{2+}，从而使铁与铁蛋白结合，因此对缺铁性贫血的治疗具有一定的作用，也可将叶酸还原为四氢叶酸，所以对巨红细胞性贫血也有治疗作用等。

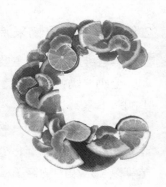

2. 维生素C——何处觅芳踪

维生素C主要存在于新鲜蔬菜、水果中。只要经常能吃到足够的蔬菜和水果，并注意蔬菜的合理烹调方法，一般来说，不会发生维生素C缺乏病。

（四）维生素D的作用和食物来源

1. 维生素D的丰功伟绩

维生素D可是体内维生素家族中唯一能发挥激素作用的物质，主要分为维生素D₂和维生素D₃。前者是植物中的麦角固醇经阳光照射而合成的，后者可由人体皮肤和脂肪组织中的7-脱氢胆固醇经阳光照射而合成。

食物中的维生素D经小肠吸收，并进入乳糜微粒，经淋巴管进入血液，然后被转运到肝脏进行羟化，首先被氧化成25-羟维生素D₃，再转运到肾脏，进一步羟化成具有生物活性的1,25-二羟维生素D₃。这一过程可谓步步为营、华丽升级之旅，维生素D与钙、磷代谢关系密切，其主要作用是促进小肠对钙、磷的吸收；通过促进骨对矿物质的吸收，它也直接作用于骨钙化的过程；在肾脏，维生素D促进对磷的排泄等。

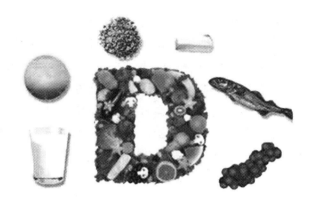

2. 维生素D的来源

维生素D在自然界的分布并不广泛，主要存在于鱼肝油和内脏。

（五）维生素E的作用和食物来源

1. 天生保护神——维生素E

维生素E是生育酚和三烯生育酚的总称。这是因为它能维持生殖器官正常机能，对机体的代谢有良好的影响。目前认为，它的特长是具有很强的抗氧化作用，可保护细胞上的多不饱和脂肪酸免受自由基的攻击，维持细胞膜的完整性，并防止维生素A、硒（Se）和维生素C等被氧化攻击失去作用，延缓衰老等。目前广泛应用于药品、保健品等产品中，但由于其脂溶性易在体内蓄积，过量服用也有很多危害。

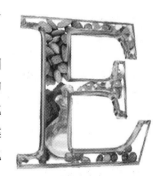

2. 维生素E的来源

维生素E广泛存在于动植物食品中，在动物性食品中以αE型存在，植物油（橄榄油、椰子油除外）中维生素E含量较多。另外，大豆、牛奶及奶制品和蛋黄中也含有维生素E。

二、微量元素

存在于人体内的各种元素中，除碳、氢、氧和氮主要以有机物形式出现外，其余各种元素无论多少，统称为矿物质，又名无机盐，亦称灰分。

根据在人体内的含量，矿物质分为常量元素和微量元素。其中有11种必需的元素（氢、碳、氮、氧、钠、镁、磷、硫、氯、钾、钙）每天需要量在100mg以上，称为常量元素。它们占人体总重量的99.90%～99.95%，特别是关于钠、钾、钙，我们肯定不陌生，钠盐与高血压、钙和骨质疏松等疾病的关系，胖友们也都十分关注；但还有一些每天需要量甚微但具有重要生理意义的元素，称为微量元素，如铁、锌、硒、铜、钼、钴、锰、碘、镍、锡、硅、铬、氟、钒等14种，我们大多知之甚少，下面就以最常见的铁、碘、锌为例介绍一下。

（一）铁的作用和食物来源

1.铁血柔情

体内含铁量有很大的差异，总量有3～5g，是体内含量最多的微量元素。其中78%以血红蛋白等化合物形式存在，它对人的生命和健康具有更直接、更敏感的影响。铁在地球上广泛存在，缺铁性贫血是世界上死亡率最高的疾病之一。缺铁除导致贫血外，还使运动能力低下、体温调节不全、智能障碍、免疫力下降等。

2.铁的食物来源

总铁最丰富的来源是动物内脏（肝和肾）、蛋黄、干豆类等，不仅含铁丰富而且吸收率很高。中等铁含量的食品有瘦肉、鱼和禽、干坚果等。而含铁低的有奶及奶制品、白糖、白面粉和面包（未强化）、精白米、土豆和大多数新鲜水果。

（二）碘的作用和食物来源

1.碘挡甲状腺肿

碘是最先被确认为是人体所必需的微量元素，对人体营养极为重要，其生物学重要性在于它是甲状腺激素的组成成分。成人缺碘会患"大脖子病"——甲状腺肿，20世纪60年代左右在我国还很常见，现在随着碘盐的普及已基本销声匿迹了。甲状腺素是人体重要激素，可以促进神经系统的发育、组织的发育和分化，这些作用在胚胎发育期和出生后的早期尤为重要。此时如缺乏甲状腺素，对脑的发育造成严重影响，使智力下降、聋哑、面容呆笨、骨骼和生殖系统发育障碍而发生呆小病。

2.碘的食物来源

海盐和海产品含碘丰富，是碘的良好来源。补碘的方法很多，如常吃海带、紫菜等海产品。但是最方便、经济安全、有效的办法是食用碘盐。

（三）锌的作用和食物来源

1.锌花怒放

锌是动植物和人类的必需微量元素，是很多重要代谢过程中酶的组成成分。锌与人类遗传和生命活动有密切关系，有人把锌誉为"生命的火花"，可见其作用之重要。其主要功能如下。

① 锌是人体中200多种酶的组成成分。

② 儿童缺锌可致生长发育不良，严重时可使性腺发育不全而出现缺锌性侏儒症。

③ 锌对于胎儿的生长发育很重要，孕妇缺锌可使胎儿中枢神经畸形，婴儿脑发育不全，智力低下，即使出生后补锌也无济于事。

④ 锌能促进食欲，锌缺乏对味觉系统有不良的影响，导致味觉迟钝等。

但是，要注意的是盲目长期或超量补锌对机体有潜在性危险，应注意平衡膳食。

2.锌的食物来源

锌的来源广泛，普遍存在于各种食物。动物性食物如肉类、肝、蛋类、海制品（尤其牡蛎）是高可利用性锌的主要来源，其中牡蛎、鲱鱼的每千克食物含锌量都在1000mg以上，肉类、肝脏、蛋类则在20 ~ 50mg。

第六节

平衡的艺术

要满足身体的各种营养需求，要有足够的热量维持体内外活动；有适当量的蛋白质供生长发育、组织修复更新；还要有充分的无机盐参与构成身体组织和调节生理功能；有丰富的维生素作为辅酶参与代谢；有适量的膳食纤维用于维持正常的排泄及预防某些肠道疾病；并有充足的水分以维持体内各种生理程序的正常进行。而没有一种食物是万能的，可以提供所有必需营养素，所以平衡膳食才是最健康的饮食模式。

一、膳食食物要多样化

现代营养学认为，合理膳食的食物构成，在每天膳食中应含有五类基本食物。

① 谷薯类。谷类包括米、面、杂粮，薯类包括土豆、甘薯、木薯等，主要提供碳水化合物、蛋白质、矿物质、膳食纤维及B族维生素，是热量的主要来源。每天的进食量与热量需求、生活、劳动强度有关，也受副食供给量的影响，一般从事中等劳动的成年人，每天需要粮食500～600g。

② 动物性食物。包括肉、禽、鱼、奶、蛋等，主要提供蛋白质、脂肪、矿物质、维生素A和B族维生素。

③ 豆类及其制品。包括大豆及其他干豆类，主要提供蛋白质、脂肪、膳食纤维、矿物质和B族维生素。

④ 蔬菜水果类。包括鲜豆、根茎、叶菜、茄果等，主要提供蛋白质、膳食纤维、矿物质、维生素C和胡萝卜素。在一个平衡膳食里，蔬菜是必不可少的，否则就不能满足身体对某些维生素和无机盐的需要，膳食纤维也将不足。成人每天至少要吃到400～500g蔬菜。

⑤ 纯热量食物。包括动植物油、淀粉、食用糖和酒类，主要提供能量。胖友们可以自动屏蔽。

二、满足热量和营养素供给量标准及合理比例

第一，要保证三大营养素的合理比例，即碳水化合物应占总热量的50%～65%，蛋白质占15%～20%，脂肪应占20%～30%。第二，碳水化合物主要由谷类、薯类、淀粉类食物供给，控制饮酒、食糖及其制品。因为酒精和食糖属纯热量食品，长期食用会造成其他营养素的缺乏。第三，脂肪要以植物油为主，减少动物脂肪，脂肪中的饱和脂肪酸、单不饱和脂肪酸、多不饱和脂肪酸之间的比例为1：1：1。第四，蛋白质供给成年人应占总热量的15%～20%，其中优质蛋白质应占蛋白质总量的30%～50%。第五，维生素要按供给量标准配膳。第六，注意无机盐及必需微量元素之间的平衡，如钙、磷比例要适当，儿童为2：1或1：1，成年人为1：1或1：2。

三、合理的烹调加工方法，减少营养素的损失

如果烹调加工方法不合理，食物中的营养素就会缺乏，不能被人体利用，同样可以造成营养缺乏。食物烹调加工的目的是使食物具有令人愉快的感官性质；提高食品的消化率及对食物进行消毒。在达到上述目的的基础上，应尽量减少营养素的损失，即为合理烹调，一般推荐蒸、煮、炖、炒。

四、要有合理的膳食制度

要合理安排一日的餐次，两餐之间的间隔和每餐的数量、质量，使进餐与日常生活制度和生理状况相适应，并使进餐与消化吸收过程协调一致。膳食制度安排得适当，可以协助提高劳动和工作效率，按照我国人民的生活习惯，正常情况下，一般每日三餐比较合理，两餐的间隔以4～6小时合适。

早餐占全天总热量的25%～30%，午餐占全天总热量的40%，晚餐占全天总热量的30%～35%。定时进餐，可以建立时间条件反射，到进餐时间，就会产生饥饿和食欲，分泌消化液，为进食后的消化吸收做好准备。定量更重要，吃饭不宜过饱，更不要暴饮暴食。

进餐的环境应整洁、优美、舒适，适当远离工作环境，同时餐厅要有良好的采光和充足的照明，以便使进食者能看清食物的外观，使进食者能够轻松愉快地专心进食。良好的进餐环境可使进餐者保持大脑皮质兴奋，有愉快的心情，有利于食物消化吸收。

五、食物应感官性状良好，多样化，并能满足饱腹感

食物的色、香、味、外形等感官性状，是食物对人体的条件刺激因素，可形成条件反射，并决定食物中枢的兴奋或抑制过程，故应该要求饭菜色彩调和、香气扑鼻、滋味鲜美，同时也应不断调换食物品种和烹调方法，尽量做到多样化。这样就可以保持大脑皮质的适度兴奋，促进食欲，有利于食物的消化和吸收。

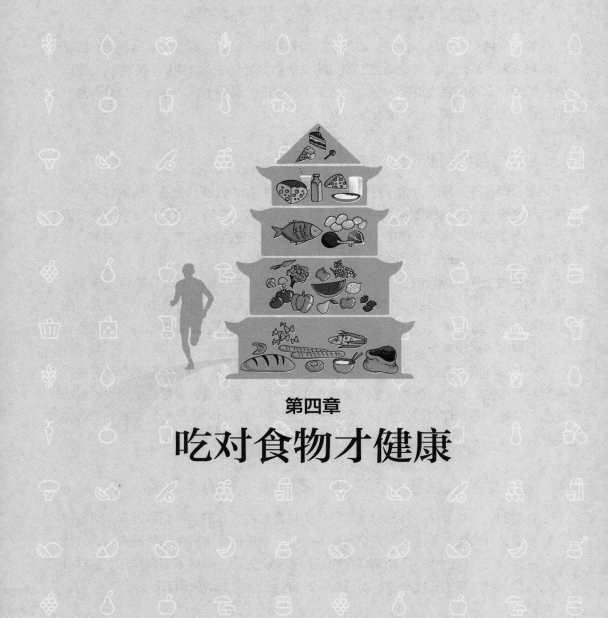

第四章

吃对食物才健康

第一节
食物七巧板

　　人类的食物种类数以千计，我们可将这些食物大致分为以下几大类：谷薯类、豆类、蔬菜类、水果类、畜禽肉类、鱼类、蛋类、奶类和食用油脂类等。按其来源和性质可分为动物类、植物类和以上两类食物为原料所制的加工食品三大类。一般来说，同一类食物的营养价值是基本相似或非常接近的，但也不完全相同，有个别食物还相差很大，同一种食物由于品种、产地、种植条件、肥料、收获时间、储存条件、烹调加工方法等的不同，对食物的营养价值也会产生不同的影响而造成一定的差异，在这里给大家介绍一下各类食物营养价值的一般规律。

一、经济高效的能量原力——谷薯类

　　我国谷薯类食物主要包括小麦、大米、玉米、小米、高粱、薯类及杂粮。其中以大米和小麦为主，50%～70%的能量、55%的蛋白质、一些无机盐及B族维生素都来源于谷薯类食品。而且我们每天吃的食物几乎一半都是它们，占绝对的头把交椅。

1.蛋白质

　　谷类蛋白质含量虽然不算很高，但由于每日食入量大，故它也是蛋白质的重要来源。但它的氨基酸组成不平衡，主要是赖氨酸含量很少，为提高谷薯类蛋白质的营养价值，目前多采用在粮食中强化赖氨酸。另外，还可以利用蛋白质的互补作用，如将粮食与动物性食物或大豆混合食用，可以大大提高蛋白质的营养价值，你多我少，你有我无，优劣互补，平衡饮食的重要性可见一斑了。

2.脂类

　　脂类在谷薯中含量很少，但小麦、玉米胚芽含大量油脂，所提取的胚芽油80%为不饱和脂肪酸，其中60%为人体必需的亚油酸，据认为胚芽油在防止脂肪肝、动脉粥样硬化，降低血清胆固醇等方面有一定效果。

3.碳水化合物

谷薯类的碳水化合物主要形式为淀粉，含量可达70%以上，多集中于胚乳的细胞内，淀粉经烹调后容易消化吸收，是人类最理想、最经济的能量来源。

4.矿物质

谷薯类含有丰富的磷，此外还有钙、铁、锌、锰、镁、铜、钴等矿物质。但在加工过程中大部分丢失。

5.维生素

谷薯类主要含有B族维生素，特别是硫胺素（维生素B_1）和尼克酸，此外还含有维生素B_2、泛酸和吡哆醇等。谷类不含维生素C、维生素D、维生素A，只有黄玉米和小米含有少量的类胡萝卜素。

二、豆类及其制品的营养价值

豆类及其制品含有丰富的蛋白质，一般含量在20%～40%，其中大豆类蛋白质含量高达30%～40%，且质量较好；大豆制品的脂肪含量也很高，而且含有丰富的多不饱和脂肪酸，是人体必需脂肪酸的良好来源。

1.大豆的营养价值

大豆是指黄豆、青豆和黑豆，大豆的营养价值较其他豆类为高，其中最常用的是黄豆。

① 蛋白质。大豆平均含蛋白质30%～50%，是粮谷类的3～5倍，而且生物价较高，属于优质植物蛋白。

② 脂肪。大豆平均含脂肪18%，其中84.7%为不饱和脂肪酸，饱和脂肪酸仅占15.3%，脂肪酸中55%为必需脂肪酸。大豆油天然抗氧化能力又较强，所以它是少有的优质食用油。

③ 碳水化合物。约占25%，其中一半为淀粉、阿拉伯糖等，另一半是食物纤维。

④ 矿物质和维生素。大豆含有丰富的磷、铁、钙，含有较多的维生素B_1、维生素B_2和维生素PP等B族维生素，其含量高于粮谷类，并含有一定量的胡萝卜素和维生素E。

2. 其他豆类的营养价值

其他豆类主要有豌豆、红小豆、绿豆、蚕豆等，它们的化学组成与大豆类有较大差别，营养价值比大豆要低。其蛋白质含量为20%～25%，碳水化合物含量较高，为50%～60%，脂肪含量较低，只有0.5%～2%，此外还含有无机盐钙、磷、铁和B族维生素。

3. 抗营养因素

值得注意的是，豆类中存在胰蛋白酶抑制物，对胃蛋白酶有一定的抑制作用，不容易被胃蛋白酶消化分解，可以抑制胰蛋白酶的分泌，影响豆类的消化吸收，但通过加热可使其破坏。此外豆类还含有皂素、植物血凝集素等有害因素，对人体产生不良反应，这些有害因素可以通过加热使其破坏。

三、吃嘛嘛香，肉类称王

畜、禽肉及鱼类含有丰富的蛋白质，而且营养价值高，易于消化吸收。畜、禽肉含有较多的脂肪，多为饱和脂肪酸。鱼类含有脂肪少，多数为不饱和脂肪酸。它们含有极少的碳水化合物，但含有丰富的铁、磷及B族维生素，尤其是硫胺素（维生素B_1）、核黄素（维生素B_2），还含有维生素A和维生素D。

1. 畜肉的营养价值

① 蛋白质：畜肉含蛋白质10%～20%，大部分存在于肌肉组织中，其生物价在80左右，氨基酸评分在90以上，营养价值高，易于消化吸收，属优质蛋白质。

② 脂肪：一般脂肪含量排序为猪肥肉＞猪五花肉＞前肘＞里脊＞牛五花（含脂肪）＞牛瘦肉。以饱和脂肪酸为主，主要成分是甘油三酯、少量卵磷脂、胆固醇和游离脂肪酸。胆固醇多存在于动物内脏，含量一般为猪脑＞猪肝等内脏＞肥肉＞瘦肉。所以想减肥的话还是尽量选择瘦肉。

③ 碳水化合物：含量很少，以糖原形式存在于肌肉和肝脏之中。

④ 矿物质：畜肉富含磷、铁等矿物质，而且吸收率高，是膳食铁的良好来源。

⑤ 维生素：畜肉含有丰富的B族维生素，肝脏富含维生素A和维生素D。

2. 禽肉的营养价值

禽肉包括鸡、鸭、鹅、鸽、鹌鹑等的肌肉、内脏及制品。其营养价值与畜肉相似，不同在于脂肪含量少，易于消化吸收。禽类蛋白质的含量约为20%，质地较畜肉细嫩，氨基酸组成接近人体需要，营养价值高，易于消化吸收，且含氮浸出物多，故禽肉炖汤的味道较畜肉鲜美。想减肥注意别吃皮，脂肪全藏在皮里。

3.鱼类的营养价值

鱼类含有丰富的蛋白质，含量为15% ~ 20%，属于优质蛋白，营养价值高，消化吸收好。脂肪含量少，平均为1% ~ 3%，多是由多不饱和脂肪酸组成，易于消化吸收，海水鱼中的多不饱和脂肪酸（如EPA和DHA）可以降血脂、防治动脉粥样硬化。鱼类富含磷、钙、碘等矿物质，其中虾皮含钙高达2%。鱼类是核黄素和尼克酸的良好来源，鱼的肝脏含有丰富的维生素A、维生素D。这么看来，鱼肉除了鲜美，还真是好东西哈，您不想试试吗？

4.加工烹调对肉类营养价值的影响

畜、禽、鱼类食品在烹调加工过程中，蛋白质含量变化不大，而且经烹调后，蛋白质更有利于消化吸收。无机盐和维生素在用炖、煮方法时，损失不大；在高温制作过程中，B族维生素损失较多。如猪肉切丝用炒的方法，维生素B_1可保存87%，用蒸肉丸方式保存率为53%，用清炖猪肉方式时保存40%。

四、每天一个万能蛋

各种禽类的蛋在营养成分上大致相同，用量较多和应用比较普遍的是鸡蛋。蛋类不仅营养价值高，而且对成人、儿童、老年人、孕妇、乳母、患者都适合使用，其本身实际上也是一种营养价值高的方便食品。蛋中除缺乏维生素C之外几乎含有人体必需的所有营养素。

蛋类蛋白质为天然食物中最理想的蛋白质，几乎能被人体完全消化吸收和利用。其蛋白质含量为14.8%，脂肪主要存在于蛋黄之中，蛋黄中30%为脂肪，呈乳化状态，易于消化吸收，并含有一定量的卵磷脂和胆固醇，每个鸡蛋含胆固醇约300mg。矿物质含量丰富，蛋黄中含钙、磷、铁较多，并含有较多的维生素A、维生素D、维生素B_2和维生素B_1等。蛋中所含的钙不及牛奶多，而铁含量则比牛奶多得多，建议每天吃一个。

一般烹调加工方法，如煮整蛋、油煎、油炒、蒸蛋等，除维生素B_1少量损失外，对其他营养成分影响不大。烹调过程中的加热不仅具有杀菌作用，而且具有提高其消化吸收率的作用。生蛋清中存在抗生物素和抗胰蛋白酶，因此，不宜生吃鲜蛋。

五、人生若只如初味，奶香四溢天天美

小孩呱呱落地第一口食物就是母乳或者配方奶。奶类营养价值很高又易于消化吸收，尤其适合于患者、幼儿、老年人食用，几乎含有婴儿所需的全部矿物质。鲜牛奶一般含水分87%～89%，含蛋白质3%～4%，比人乳高3倍，含脂肪3%～5%。奶所含的碳水化合物全部为乳糖，含量约为4.5%。乳糖在肠道中能助长某些乳酸菌的繁殖和抑制肠腐败菌的生长，有些成年人因缺乏乳糖酶，乳糖不能分解而出现腹泻、腹痛等症状，叫做乳糖不耐症。奶中的钙多以酪蛋白钙的形式存在，吸收率较高，是钙的良好来源，含钙量约为120mg/100mL。牛奶含有维生素A、维生素D、维生素B_1、维生素B_2，是维生素B_2的较好来源。

鲜奶经加工可制成各种奶制品，如浓缩奶、奶粉、调制奶、酸奶、奶酪和奶油等，不同的奶制品其营养价值不同，建议每天都要摄入一些。

六、缤纷蔬果，天天快乐

色彩缤纷的蔬菜、水果中富含维生素C、维生素B_2、胡萝卜素及矿物质钙、铁、钠、钾、镁等，此外，它还富含食物纤维，而蛋白质、脂肪、碳水化合物均含量很少，因此，不能作为能量和蛋白质的来源。

1.蔬菜的营养

蔬菜一般含微量蛋白质和脂肪。所含碳水化合物包括淀粉、糖、纤维素和果胶。根茎类蔬菜含有较多的淀粉，如土豆、山药和藕等。含糖较多的蔬菜有胡萝卜、西红柿和甜薯等。蔬菜是人类无机盐的重要来源，含钙、钠、钾、镁及微量元素锌、铜、铁等。在各种蔬菜中，以叶菜含无机盐较多，尤以绿叶蔬菜更为丰富。许多绿叶蔬菜如油菜、盖菜、小白菜、芹菜、雪里蕻、芥菜等，不仅钙的含量高，利用也较好，但也有些蔬菜钙的利用率差，如菠菜、空心菜、苋菜、茭白、葱头、冬笋等，它们都含有较多的草酸，钙与草酸结合，形成不溶性草酸钙，影响钙的吸收。绿叶菜含铁也多，吸收和利用均较好。蔬菜所含的无机盐，以碱性元素钙、钠、钾等居多，故其在维持体内酸碱平衡中起着重要作用。

蔬菜的胡萝卜素含量与蔬菜的颜色相关，凡绿、红、橙、紫色的蔬菜都含有较多的胡萝卜素。各种新鲜蔬菜都含有维生素C，绿叶菜是维生素C的良好来源，含

维生素C较多的蔬菜有青椒、菜花、雪里蕻、油菜、小白菜、圆白菜等。值得提出的是蔬菜中的辣椒，不论是红辣椒还是绿辣椒，不论是柿子椒还是青椒，都含有极丰富的维生素C，并含有多量胡萝卜素。一般瓜类蔬菜的维生素C含量较低，唯独苦瓜含量较高。黄瓜、西红柿等非绿叶蔬菜，虽然维生素C含量不多，但习惯上常常生食或凉拌，所以维生素C损失较少。

此外，蔬菜中都含有丰富的膳食纤维，是人们所需的膳食纤维的主要来源。

2.水果的价值

水果中富含维生素C及矿物质钙、钠、钾、镁等元素，含有一定量的碳水化合物，主要是糖、淀粉、纤维素和果胶，而蛋白质、脂肪含量甚微。

各种鲜水果都含有维生素C，以红果（山楂）、柑橘、橙、柠檬、草莓的含量较多，最突出的是鲜枣，酸枣含量更多，干枣中只保存少量。此外，近年来开发利用的一些野果，都含有丰富的维生素C，如沙棘、猕猴桃、刺梨等。一般水果多生食，不受烹调加热的影响，所以维生素C的损失较少。

水果中的碳水化合物主要是糖、淀粉、纤维素和果胶，苹果、梨等仁果类中以果糖为主；桃子、杏等核果类以蔗糖为主；葡萄、草莓、猕猴桃等浆果类主要含有葡萄糖和果糖；而柑橘类则以含蔗糖为主。

3.蔬菜、水果中的其他好东西

大蒜中含有植物杀菌素和含硫化合物，具有抗菌消炎、降低血清胆固醇的作用；苹果、洋葱、甘蓝、西红柿等含有生物类黄酮，为天然抗氧化剂，能维持微血管的正常功能，保护维生素C、维生素A、维生素E等不被氧化破坏等。食物中这些具有生理活性的好成分，对于维护健康十分重要，不管您是否准备减肥，蔬果都要吃一点才好。

第二节

食物中的彩虹——不同颜色蔬果的秘密

上节我们已经介绍过蔬菜水果富含维生素、矿物质、膳食纤维和植物化学物，而且蔬果的能量远远低于其他食物，用蔬果代替等量的其他食物可以减少能量的摄入。但不同蔬果的营养价值不同，只有合理搭配，才能保证充足的营养摄入。

一、注意颜色的选择

根据颜色深浅，蔬菜和水果可分为深色蔬果和浅色蔬果。深色蔬果是指绿色、红色、橙色、黄色、紫色和紫红色。蔬果不同的颜色，反映它们含有的色素不同。蔬果中的色素分为脂溶性和水溶性色素。脂溶性色素主要包括叶绿素和叶黄素、胡萝卜素及番茄红素等类胡萝卜素。叶绿素是绿色色素，在未成熟的蔬菜和水果中含量较多，随着蔬菜和水果的成熟，绿色逐渐消退，而显现出黄色或橙色。叶黄素是蔬果中的黄色物质，人体无法自身合成而必须由膳食中摄取或补充。胡萝卜素是蔬果中分布最广的有色物质。番茄红素构成蔬果中的红色，它同叶绿素、叶黄素、胡萝卜素等同时存在于一切绿色植物中，只是它的颜色被绿色所遮盖而不明显，但西红柿等红色蔬果例外。蔬果的水溶性色素主要包括花青素和花黄素。花青素是形成蔬果红、蓝、紫等颜色的色素，广泛存在于果皮或果肉细胞中。花黄素分布在柑橘类果实的黄色果皮和白葡萄中，它能使果实呈现白色或黄色。

蔬果中的这些色素具有重要的生理功能。叶绿素具有补血、改善便秘、降低胆固醇、抗衰老、排毒消炎、脱臭、抗癌抗突变等功能。叶黄素是唯一存在于人眼视网膜上的一种类胡萝卜素，选择性地沉积在黄斑区和整个视网膜，可降低老年性黄斑变性（AMD）、糖尿病视网膜病变、飞蚊症、白内障和青光眼的发病；亦可预防眼球动脉硬化，延缓和减轻老花眼的症状。叶黄素还有抗癌、延缓早期动脉粥样硬化的作用。胡萝卜素在人体内和动物体内可转变为维生素A，促进上皮组织细胞分化和成熟，维持上皮正常结构和功能，维生素A构成眼睛视网膜的视紫红质，维持人体正常的暗视觉。番茄红素具有抗氧化作用，能够阻断组织细胞的基因突变，从而抑制肿瘤的生成；可显著抑制血清脂质和LDL的氧化，从而减少冠心病的发病概率；可延缓衰老和降低疾病发生的危险性；可预防氧自由基引发的视网膜黄斑病变，对视网膜色斑退化引起的视力下降和失明具有预防作用。花青素和花黄素能提高视力，对各种由于毛细血管脆弱引发的血液循环紊乱有明显的保护作用；对发炎性疾病也有疗效；另外还有抗肿瘤、抗辐射等作用；此外在减轻疼痛和预防癌症方面具有一定的功效。由此可见，选择五颜六色的蔬菜，能让我们摄取充足的植物化学物，保证了机体的健康。

二、注意品种的选择

蔬菜的种类有上千种，选择上要多变换，每天至少5种以上。传统上蔬菜按结构及可食部分不同，可分为叶菜类、根茎类、瓜类与茄果类和鲜豆类等，它们的营养特点如下。

① 叶菜类：包括白菜、菠菜、油菜、卷心菜、苋菜、韭菜、芹菜及蒿菜等，主要提供膳食纤维、胡萝卜素、维生素C和维生素B_2。

② 根茎类：包括萝卜、藕、芦笋、茭白等。这类蔬菜淀粉含量为15%～30%。胡萝卜中含有较高的胡萝卜素。

③ 瓜类与茄果类：包括冬瓜、南瓜、西葫芦、丝瓜、黄瓜、茄子、西红柿和辣椒等。辣椒含有丰富的维生素C和胡萝卜素。西红柿含有丰富的维生素C，由于西红柿本身含有机酸，能保护维生素C不受破坏，烹调损失要少得多，此外，熟西红柿含有丰富的番茄红素。

④ 鲜豆类：包括毛豆、豌豆、蚕豆、扁豆、豇豆和四季豆等。与其他蔬菜相比，鲜豆类蛋白质、碳水化合物、维生素和无机盐的含量较丰富。鲜豆中的铁也易于消化吸收，蛋白质的质量也较好。

水果分为鲜果类和干果类。前者种类很多，有苹果、橘子、桃子、梨、杏、葡萄、香蕉等；后者是新鲜水果经加工制成的果干，如葡萄干、杏干、蜜枣和柿饼等。新鲜水果含丰富的维生素C和有机酸，有机酸一方面刺激消化液的分泌，有助于食物的消化；另一方面使食物保持一定的酸度，维持维生素C的稳定。红黄色水果如柑橘、杏、菠萝、柿子等均含有较多的胡萝卜素。水果中含有一定量的糖分，但蛋白质和脂肪含量很低。干果维生素含量明显降低，但是蛋白质、碳水化合物和无机盐类含量相对增加。对于想减肥者而言，最好还是吃鲜果吧。

三、注意选择新鲜蔬果

尽量选择新鲜蔬果，特别注意不要吃腐烂的蔬果，尤其是烂白菜。因为白菜中含有大量的硝酸盐，腐烂后经细菌作用，可转变成亚硝酸盐。亚硝酸盐不仅能使血液中的低铁血红蛋白变成高铁血红蛋白，使血液失去载氧能力而引起食物中毒，同时还能促使胺形成亚硝胺，这是一种致癌物质。

四、注意烹调方式

蔬菜虽含有丰富的维生素和无机盐，但烹调加工不合理，可造成这些营养素的大量损失。B族维生素和无机盐易溶于水，所以蔬菜宜先洗后切，避免损失。洗好后的蔬菜，放置时间也不宜过长，以避免维生素被氧化破坏，尤其要避免将切碎的蔬菜长时间浸泡在水中。烹调时，要尽可能做到急火快炒。有些蔬菜如菠菜等，为减少草酸对钙吸收的影响，在烹调时，可先将蔬菜放在开水中煮或烫一下后捞出，使其中的草酸大部分溶留在水中。

第三节

红肉和白肉的纷争

畜肉类包括牛、猪、羊等哺乳动物的肌肉和内脏，因其肌肉颜色较深，故有"红肉"之称。红肉的肌肉纤维粗硬，蛋白质含量为10%～20%，牛羊肉含量较高，可达20%；猪肉较低，平均为13.2%；畜肉类脂肪含量较高，平均为15%，多以饱和脂肪酸为主，猪肉脂肪含量最高，羊肉次之，牛肉最少。红肉富含维生素B_2、维生素B_6、维生素A。内脏维生素A含量高于肌肉。畜肉铁含量丰富，吸收率高，是食物铁的良好来源。红肉营养价值高，消化吸收好，是食物中很好的蛋白质来源，但因其能量密度高、脂肪含量高，特别是饱和脂肪酸含量高，过多食用会增加肥胖、高脂血症、心脑血管疾病、痛风以及肿瘤等的发病风险。

禽类、鱼虾蟹贝等非哺乳动物的肌肉称为"白肉"。禽类包括鸡、鸭、鹅、鸽子等，以鸡为最多。他们的肌肉纤维细腻，蛋白质含量为16%～20%，与红肉相当，其中鸡肉的含量最高，鹅肉次之，鸭肉相对较低，脂肪含量为9%～14%，白肉的脂肪主要以单不饱和脂肪酸为主，其次为亚油酸、棕榈酸，白肉脂肪酸构成明显优于畜肉，因此更适宜高脂、肥胖人群食用。富含维生素A、维生素B_2和维生素B_6。需要注意的是，禽类的皮脂肪含量高达44%，同时也含有大量的胆固醇，减肥和低脂人群一定要去皮后食用。

鱼、虾、蟹、贝等水产品，蛋白质含量高达15%～22%，约为1%，脂肪含量为1%～10%，同时含有一定量的维生素A、维生素D、维生素E、烟酸、维生素B_1和维生素B_2，矿物质以硒、锌、碘含量较高，其次为钠、氯、钾、镁和钙。海鱼中碘含量较高，牡蛎、扇贝含有较多的锌。相对其他肉类，鱼类脂肪含量较低，并含有较多ω-3系列多不饱和脂肪酸，特别是深海鱼有较高的二十碳五烯酸（EPA）和二十二碳六烯酸（DHA），可增加机体的免疫功能、防止动脉硬化、预防心血管疾病、提供脑细胞所需的营养物质等。鱼肉味道鲜美、肉质细腻、营养丰富、结构合理，更适宜人类健康的需求，应逐渐增加鱼肉类摄入量，特别是深海鱼。

红肉和白肉都是"高蛋白"的颜值担当，但对人类慢性病的影响却不一样，吃红肉的人群患结肠癌、乳腺癌、冠心病等的危险性增高，而吃白肉可以降低患这些病的危险性，延长寿命。据说克里特岛人20世纪60年代每周只吃红肉1～2次，而吃其他动物性食物（奶类、禽肉）比红肉多，他们的慢性病发病率为世界最低，寿命最长。由此可见，白肉更有利于人体健康。

《中国居民膳食指南（2016）》建议成人每天摄入120～200g动物性食品，也就是鱼类40～75g，畜禽肉类40～75g，蛋类40～50g。优先选择鱼类和禽类，少吃肥肉、烟熏和腌制肉制品。

肉类味道鲜美，深受大众喜爱，要想减肥的话建议在烹调上多选择蒸、煮、炒等低温少油的安全方法，尽量减少油炸、烧烤和腌制食品，减少炸鸡、炸猪排、烤鸭、烤肉串、腊肉等影响健康的食物摄入。

第四节
本是同根生，作用大不同——牛奶和酸奶

随着我国居民生活水平的提高，越来越多的家庭将牛奶列入日常食谱中。牛奶是营养丰富的食品，牛奶蛋白质主要是乳清蛋白和酪蛋白，其氨基酸的含量和比例符合人体需要，消化率高达98%～100%，是除鸡蛋外最好的完全蛋白质。牛奶脂肪为短链和中链脂肪球，颗粒小，呈高度乳化状态，容易消化吸收。

牛奶中的碳水化合物是乳糖，为奶中独有，它的甜度只有蔗糖的1/6。乳糖消化可得一分子葡萄糖和一分子半乳糖。半乳糖能促进脑苷脂类和黏多糖类的生成，因而对幼儿智力非常重要。乳糖能促进人类肠道内有益乳酸菌的生长，抑制肠内异常发酵，有利于肠道健康。乳糖促进钙的吸收，预防小儿佝偻病和中老年人骨质疏松症。

牛奶含钙丰富，每100mL牛奶平均含钙100mg，是食物中含钙最高的品种之一，且钙、磷比例合理，因此牛奶中的钙吸收率高，牛奶是人体获得钙的最佳来源。但牛奶是贫铁食品，以牛奶为主要食物的人群要注意补铁。牛奶含有所有的维生素，尤其是维生素A和维生素B_2含量较高，而一般食物中维生素A和维生素B_2很少。所以，牛奶还是人类维生素A和维生素B_2的重要来源。

但我们前面也提过牛奶也有不完美的一面：乳糖不耐受。这是因为只有在乳糖酶的作用下乳糖才能水解，并且在人体内只有被水解后才能被吸收，对于体内

缺乏乳糖酶的人而言,喝牛乳后就会因乳糖不能被水解、吸收而出现腹泻、腹胀等问题。

而酸奶则完美地解决了这一问题,它是采用优质纯鲜牛奶加入白糖均质,经超高温灭菌后接入乳酸菌发酵后制成的一种发酵型乳制品。牛奶中的碳水化合物以乳糖为主,制成酸奶后变为乳酸及其他有机酸,特别适合牛奶乳糖不耐受人群食用。酸奶中的蛋白质被分解为短肽和游离氨基酸,同时,其中的有机酸沉淀牛乳中的蛋白质,形成了有弹性的乳白色凝乳,这些变化使得酸奶中的蛋白质更易于人体消化和吸收。另外,牛奶发酵后,低级脂肪酸和游离脂肪酸增加,必需脂肪酸含量增多,而且脂肪的构造也发生了变化,脂肪更易于人体消化吸收。

酸奶中的有机酸促进机体对钙、磷的吸收利用。在乳酸菌的作用下,可合成大量的B族维生素。此外,酸奶产生的酸味物质能抑制碱性细菌的生长和繁殖;促进胃肠蠕动及胃液和胰液的分泌,提高人体的消化功能。肠道中有害菌产生的酚类、吲哚、亚硝酸、亚硝胺等物质具有强致癌性,乳酸菌作用于这类物质,降低了各种有害物质(致癌诱变剂)的浓度。酸奶中的乳酸菌调整肠内菌群,抑制有害菌过量生成,维持肠道菌群平衡,能够提高幽门螺杆菌的根除率,改善便秘。

《中国居民膳食指南(2016)》中推荐成人每天摄取天然液态奶300g,生长发育期的儿童、青少年以及孕妇、乳母等特殊人群,可适当增加牛奶的摄入量,但最好每天不超过500mL。牛奶营养价值高,但并非多多益善。牛奶是含有大量水分的高渗性饮品,饮入过多或在出汗、失水时饮用,容易导致脱水。牛奶营养丰富,过多饮用可引起消化不良、腹泻等问题。

第五节

鱼和人的进化史

从进化的历程和本质来看,人是从动物演化而来,只不过是从低等动物到高等动物,再到灵长类动物,并从灵长类动物演化为人,经历了约5亿年,从本质来看,人是从鱼演化而来。鱼到人,首先就是脊梁骨的产生。最原始的现生脊椎动物,只有一个脊索支撑身体,它们历经盔甲鱼类、有颌鱼类、各种盾皮鱼类、软骨鱼类、硬骨鱼类,演化成为有骨质脊椎的辐鳍鱼类和肉鳍鱼类。接着是颌骨出现,从而使鱼类具有啮咬和反抗捕食者,为下一步进化奠定了良好的基础。世界各地都可以找到从鱼到爬行动物颌骨的证据，从而证明人是从鱼到猿而演变而来。

从人的进化史来看，食物种类和食用方式对人的进化起着非常重要的作用。大约300万年前，由于气候发生了剧烈的变化，猿赖以生存的丛林大片消失，它们被迫移徙到丛林茂盛的非洲，开始寻找新的食物。由于被许多体型巨大的动物猎杀，猿只能吃植物的根茎，选择在水域附近居住。随着时间推移，它们偷吃狮子留下的生肉，并开始食用鱼类和贝类。由于不用再消化粗糙的食物，猿的肠道也变短了，胸腔也随之缩小，下颚肌肉收缩，因为不再需要过多的咬合力量，下颌与头部的连接点也逐渐下降，头骨可以进一步扩大，使得大脑进一步增大，哺乳动物和鱼类等富含脂肪的饮食让猿的大脑不断成长，变得更为复杂。

猿食用这种食物经过几百上千年以后，逐渐变成阿法南方古猿，它们是林地类人猿，既能靠双脚行走，也能像猿那样爬树并住在树上。

大约240万年前，在阿法南方古猿逐渐增加生肉的食用后，它们逐渐进化成人属，人属是人类最早期的物，虽然人属能像猿那样爬树并住在树上，但他们已经能像我们这样行走并能熟练使用石器工具，因此被称为能人。

能人的食物仍然以生肉为主，但他们会用工具将肉从骨头和贝壳上剔出，这样的话能人就可以吃更多的肉。久而久之，能人的下颚和牙齿会逐渐变小，胸腔不再向下张开，肠道变短。为了适应陆地生活，他们开始逐渐长高，腿变长，手臂变短，从而更好地直立奔跑，降低了丛林生活的危险。

随着食用肉类变软，种类和数量变多，能人的下颚肌肉变得更弱，与头部的连接点进一步下降，从而使头骨继续变大。同时，更多的营养摄入使能人大脑变得更大。终于在190万年前，能人进化为直立人。直立人是最早使用火的人类，火一方面能在夜晚发现和驱散野生动物，另一方面能将肉煮熟。煮过的肉能让直立人能吃更多，消化得更好。最终，他的髋部变窄，肠道和胸腔再次缩小，下颚肌肉继续萎缩，与头部连接点再次下降，头骨和大脑进一步长大，使得直立人产生了复杂的社会活动，交流增多，并开始群体狩猎。随之产生了更健康、高大的直立人。

被大众广泛接受的是，我们智人就是从靠脂肪和鱼类为主的直立人直接进化而来的。我们的胸腔小，肠道短，头大，脑大，而且食物以肉为主。如果我们的祖先不吃肉，那么我们就不会进化成现在这个样子。所以在我们在争论是否食肉时，应该仔细想想这样说是否合理。如果我们的祖先不吃肉，这样的争论永远也不会发生，而且在整个进化过程中，我们真的应该感谢鱼类为此做出的卓越贡献。

第六节

健康的欢乐豆

大豆起源于中国，因食用简单方便，价格便宜，深受各地老百姓的喜爱。特别对于那些吃素的人群来说，大豆提供的蛋白质可能是其唯一优质蛋白来源，对其健康更加意义非凡，譬如出家修行的人，长期不吃肉，但因为豆制品摄入丰富，就不会出现低蛋白营养不良的问题。大豆包括黄豆、黑豆和青豆。常见豆制品是由大豆加工而成，主要包括豆腐、豆浆、豆腐丝、豆腐皮、腐竹、香干、素鸡、豆芽以及豆豉、腐乳、豆瓣酱等发酵豆制品。

大豆含有丰富的蛋白质、不饱和脂肪酸、钙、钾和维生素E。以及大豆异黄酮、植物固醇、大豆低聚糖等，能够预防骨质疏松、改善女性更年期症状、降低心脑血管疾病的发病率。但大豆中含有大量棉籽糖和水苏糖，二者在肠道细菌作用下发酵产生气体，可引起腹胀。此外大豆富含植酸，影响铁锌等矿物质的吸收利用。《中国居民膳食指南（2016）》推荐每天摄入大豆25 ~ 35g。

豆制品营养价值高于大豆。

① 大豆经过煮沸、磨碎等工序制成豆制品，其营养成分变得更容易为人体所吸收、利用。

② 与大豆相比，豆制品能量低、脂肪低、含钙量高。

③ 黄豆发芽后，除了维生素C大量增加外，维生素B_2、尼克酸和叶酸亦成倍增加。

豆制品在发酵过程中，由于微生物的生长繁殖，产生维生素B_{12}，维生素B_{12}只存在在肉中，植物性食物中一般没有，因此，发酵豆制品对素食者非常重要，可以预防恶性贫血。此外，发酵还能促进大豆异黄酮的吸收，增强其生理作用。

豆制品营养价值高，适当食用对身体健康有益，但要注意以下问题。

① 豆制品蛋白质含量高，水分多，适宜微生物繁殖，所以一定注意低温保存，自制豆制品不宜存放过久，尽量现吃现做，市场购买的豆制品一定注意保质期，一次不要采购太多。

② 大豆及豆制品必须加热煮熟才可食用。

③ 在制作腐乳、豆豉等发酵豆制品过程中，添加了大量的盐，不适合健康人

群大量食用，高血压、冠心病、肾病患者最好不要食用，胖友们也要少吃为妙。

第七节
酒逢知己病痛多

酒和人类的社会、文化和生活有着密切，中国的酒文化更是有着悠久历史渊源；适当的饮酒可以带给人愉悦的感受，尤其是亲朋好友聚会等场合下，更是酒逢知己不觉醉。酒不仅有兴奋神经的作用，而且是高效的能量来源，尤其不利于减肥。有关喝酒有利或有害健康的说法是很多的，但是过量饮酒与多种疾病相关，会增加肝损伤、痛风、心脑血管疾病和某些癌症发生的风险。

一、酒的能量

酒的主要成分是乙醇和水，每克乙醇含有7.1kcal可被机体充分利用的能量，远高于同质量的碳水化合物和蛋白质的能量值。白酒类的能量密度通常都在230kcal/100mL以上，高的可达400kcal/100mL，如表4-1所示。据《中国食物成分表（2002）》，100g馒头、面条（生）、米饭（蒸）的平均能量值分别为221kcal、284kcal、116kcal。

表4-1 常见酒类含酒精度与能量

名称	酒精度/（g/100g）	能量/（kcal/100g）
啤酒	3.4	38
葡萄酒	8.9	67
黄酒（均值）	10.2	66
30°白酒（剑南春）	31.6	222
52°白酒（五粮液）	44.4	311
56°白酒（二锅头）	48.2	338

注：数据源自中国营养学会.中国居民膳食指南.拉萨：西藏人民出版社，2011。

啤酒和汽水、水果汁、脱脂奶一样，都属于"糖性饮料"。每升啤酒可提供400kcal左右的能量，相当于200g面包，或500g土豆，或45g植物油，或60g奶油，如表4-2所示。因此，历史上埃及人称啤酒为"液体面包"。而每升甜葡萄酒和黄酒提供的能量是啤酒的15倍以上。相比白酒而言，啤酒和葡萄酒的营养更丰富，除了酒精之外还含有一定量的糖、蛋白质、氨基酸、微量元素等物质。在酒精饮品中，能量的主要来源还是酒精本身，通常度数越高，能量越高。肥胖者过多地饮酒对维持体重或减肥不利。

表4-2　啤酒及常见饮料含能量

名称	饮用量/mL	能量/kcal
啤酒（标准）	335①	138
啤酒（清爽）	335①	106
可乐（含咖啡因）	335①	155
牛奶	240	145
橙汁	240	105
苹果汁	240	117

① 355mL约为1个易拉罐的容量。
注：数据来源于美国农业部（USDA）。

二、酒精在人体内的代谢反应

酒肉穿肠过，一杯酒下肚，80%被小肠吸收，剩下的20%经由胃吸收。就吸收速度而言，高度酒比低度酒更快，不过由于气泡酒中的碳酸能减少酒精在胃中停留的时间，从而使得酒精更快地进入小肠，所以如果白酒、啤酒混着喝，白酒的高浓度和啤酒中的碳酸加起来能迅速把您放倒。同理还有红酒加雪碧。酒精在消化道被吸收进入血液，除了不到10%的量是以乙醇原型由肺和肾排出，主要的代谢发生在肝脏。酒精首先在肝脏经乙醇脱氢酶催化，代谢得到乙醛。乙醛会进一步在乙醛脱氢酶的作用下转化为乙酸，乙酸再会参与到体内的多个代谢途径中去，最终得到CO_2和水，排出体外。这其中，除乙醇本身具有一定的毒性外，危害最大的就是乙醛，对许多组织和器官都有毒性，可能造成DNA损伤，也被认为有多种致癌效应。

一旦被吸收，酒精就会迅速通过血液循环来到全身各处。脑对酒精十分敏感，醉态百出也基本上是脑被酒精干扰的结果。科学家们常用血液酒精浓度来描述一个人的酒后状态。血液酒精浓度的高低取决于喝下去的酒量和喝酒的速度，因为人体代谢酒精的速度有限，一小时大约只能处理一听啤酒，因此喝得越猛，醉得越快。另外，血液酒精浓度还取决于您身体里的血量，这个自然跟体重是正相关的，也就是说越重的人越不容易醉。不过这话并不适用于满身赘肉的人士，因为脂肪组织里血液流量很少。

血液中酒精浓度在0.03% ～ 0.12%时，人会感觉很爽：口若悬河，不过很可能也会口无遮拦而祸从口出；另外，人的注意力还会减退。此时及时收嘴，如果继续喝下去，血液酒精浓度进入了0.09% ～ 0.25%的阶段，人会感觉到莫名的兴奋，但外人看来您明显是迟钝了许多，您的记忆力和判断力下降的厉害，走路也一步三摇。记忆力受损，说明脑中掌管记忆的地方—边缘系统受到了酒精的损害；而走路不稳则是小脑中毒的症状。最宽松的酒驾标准也不会高于血液酒精浓度0.09%。

三、胖子能否饮酒

酒精含有大量的能量，容易导致发胖，体型肥胖的人，尤其是腹部肥胖者（肚子大或腰围超标），就不要喝酒了。腹部肥胖说明能量摄入过剩，这已然为患慢性病做好了准备。如果再喝酒，无疑会使情况恶化，慢性病速来。何况，肚子大很可能就是喝酒喝的，啤酒肚就是这个道理。

如果要喝酒，一定要限量。目前关于饮酒量的权威建议是一日之内不要超过25g酒精，《中国居民膳食指南（2016）》中"建议成年男性一天饮用酒精量不超过25g，相当于啤酒750mL，或葡萄酒250mL，或高度白酒50g，或38°白酒75g，或52°白酒50g。成年女性一天饮用酒精量不超过15g，相当于啤酒450mL，或葡萄酒150mL，或38°白酒50g，或52°白酒30g。孕妇和儿童青少年应禁忌饮酒"。鉴于现在有些人错误地用喝红酒的方法预防心脏病，指南特意指出："不建议任何人出于预防心脏病的考虑开始饮酒或频繁地饮酒"。

第八节
坚果的纠结

坚果是人类作为油料和淀粉食物的主要品种之一，属于高能量密度食品，过量食用会导致肥胖，减肥的人需要控制能量摄入时，不可过量食用。

一、坚果确属好东西

坚果是一类营养丰富的食品，其共同特点是低水分含量和高能量、富含脂肪，尤其是含有ω-3脂肪酸以及铁、锌、钙、镁等各种矿物质、维生素E和B族维生素，还有一定数量的蛋白质和多酚类等植物化学物质，如表4-3所示。其天然抗氧化成分不仅对美容必不可少，而且能够降低慢性病的危险。其中的膳食纤维也相当丰富。适量摄入坚果对血脂和心血管健康有益处。富含脂肪的坚果的营养素含量优于淀粉类坚果。

表4-3　几种常见坚果的主要营养成分

名称	能量 /（kcal/100g）	脂肪 /（g/100g）	蛋白质 /（g/100g）	碳水化合物 /（g/100g）
干核桃仁	627	58.8	14.9	9.5
山核桃仁	601	50.4	18.0	26.2
开心果	614	53.0	20.6	21.9
榛子仁	610	52.9	15.6	26.7
杏仁	605	54.4	28.0	11.1
腰果仁	594	50.9	24.0	20.4
松子	640	62.6	12.6	12.4
炒花生仁	581	44.4	23.9	25.7
炒葵花子仁	616	52.8	22.6	17.3
西瓜子仁	556	45.9	32.4	8.6
南瓜子仁	566	48.1	33.2	4.9
干栗子	345	1.7	5.3	78.4

注：资料源自中国食物成分表（2002），中国食物成分表（2004）。

二、可惜不能敞开吃

尽管坚果确实有很多优点，吃起来也很香，可惜令人悲伤的是——轻轻松松让您长肉，所以要适量食用。中国营养学会编制的《中国居民膳食指南（2016）》建议每周可摄入坚果50～70g。相当于每天带壳葵花子20～25g（约一把半），或者花生15～20g，或者核桃2～3个，或者板栗4～5个。食用原味坚果为首选。控制坚果的数量，细水长流地吃，每天1勺到1小把的量最为理想。

尽量购买带壳的原味的坚果，或者没有处理过的整粒坚果，或者只是经过轻微烤制的、非油炸的坚果。例如，带皮原味核桃、没有经过调味品包裹的大杏仁、原味的带皮榛子、煮花生米等，不要选择油炸花生米。

三、吃坚果要小心

腹泻患者、咽喉疾病患者、儿童过敏人群避免吃坚果。

① 坚果同时富含大量膳食纤维和大量油脂，有较强的"滑肠"作用。

② 坚果通常的烹调方法是烤和炒，甚而是油炸，并撒上盐，容易引起口腔和咽喉的干燥感。

③ 由于坚果呈大颗粒状，不易嚼碎，幼儿食用时有可能因为呛咳、说笑等滑入器官，引起严重安全事故。

④ 对坚果过敏者，会产生皮肤瘙痒、咽喉水肿等反应，严重者可能致命。凡这类患者应严禁食用相应的坚果。

第九节
橄榄油传奇

橄榄油是传统地中海饮食中最重要的组成部分，是现代美食料理中不可或缺的一个传奇的美味烹饪油。世界卫生组织（WHO）的研究发现，在环地中海地区（包括希腊、西班牙和意大利的一些地区）居民摄入脂肪虽然比较多，但心脑血管疾病发病率比较低，人们普遍长寿，而橄榄油是"地中海膳食"的主要特征性食用油。

一、认识一下橄榄油

橄榄油是以油橄榄（橄榄树）的果实为原料制取的油脂。在《GB 23347—2009》橄榄油、油橄榄果渣油国家标准中，橄榄油主要分为初榨橄榄油、精炼橄榄油、果渣油三大类。

小知识

橄榄油分为初榨橄榄油、精炼橄榄油和混合橄榄油。

初榨橄榄油只适宜冷吃，多用作沙拉油。其中特级初榨橄榄油完全不经过化学处理，口味绝佳，有淡雅怡人的植物芬芳，是质量最好的橄榄油。精炼橄榄油则可用于炒、煎炸等。

二、橄榄油为什么这么神奇

① 油酸含量高。橄榄油最大特点是所含脂肪酸主要是单不饱和脂肪酸，其中油酸含量占所有油脂成分的65% ～ 80%。不过，单不饱和脂肪酸并非橄榄油所独有，比如双低油菜榨出的油（或者叫"芥花籽油"）也含有很高含量的油酸。

② 冷榨橄榄油含有一些抗氧化剂。橄榄油中富含维生素A、维生素E等，还含有大量的植物甾醇、角鲨烯、黄酮类物质和多酚化合物。实际上植物油中都含有一些维生素E以及其他多酚类化合物，具有抗氧化活性。

三、橄榄油的"六脉神剑"

科学江湖中一直流传着这样的传说——橄榄油禀赋绝技"六脉神剑"。

① 降低心血管疾病发病率。经常食用橄榄油的人发生心血管疾病包括高血压，脑卒中和高脂血症（高血胆固醇和甘油三酯水平）的发病率较低；还有助于减少炎症，减少血管内皮功能障碍和减少血栓形成的作用。美国FDA在2004年批准橄榄油可以使用的标注是"有限而非结论性的科学证据显示：由于橄榄油中的单不饱和脂肪酸，每天吃两勺（23g）橄榄油有利于减少冠心病的风险"。

② 降低老年人脑卒中风险。经常食用橄榄油烹饪的老年人患脑卒中和抑郁的风险都会下降。

③ 降低癌症风险。在巴塞罗那自治大学的研究发现初榨橄榄油可防止患乳腺癌。还能增强癌症患者化疗和放疗的治疗效果。

④ 保持健康的胆固醇水平。橄榄油有助于降低低密度脂蛋白胆固醇的浓度。

⑤ 减少阿尔茨海默病发病风险。特级初榨橄榄油衍生酚类化合物可能有助于减少阿尔茨海默病或相关的神经退行性痴呆的风险。

⑥ 减少氧化应激反应。譬如每天橄榄油2汤匙（23g）就具有降低溃疡性结肠炎发病的风险。

四、橄榄油食用指点迷津

为了增加单不饱和脂肪酸的摄入，应适当选用橄榄油烹调食物。橄榄油无色无味，可煎、可炒、可炸，也可用于凉拌，故适合烹调各种食物。一般主张用橄榄油代替一部分色拉油（或豆油、花生油）使用，而不主张所有菜肴都用橄榄油烹调，这是因为橄榄油含必需脂肪酸较少，尤其对于生长发育中的婴幼儿和儿童青少年更不主张只吃橄榄油，膳食的平衡更重要。实际上，任何只有单一品种食用油的做法都是不可取的，根据《中国居民膳食指南（2016）》，应交替或搭配食用多种植物油，每天烹调油25～30g。橄榄油再好也不能随意吃，肥胖人士更要限量，每天烹调油用量控制在20g以下有利于减体重。

第十节

椰子油的魔法

　　椰子与鲑鱼同样，是那类"不算魔法，但是最接近魔法"的食物。椰子油是一种应用广泛的特殊饱和油脂，是中链脂肪酸的天然主要来源。椰子油早期主要被用于食物以外的用途，如护肤品、肥皂等。食用椰子油对人体健康的作用目前还有争议。因为椰子油富含饱和脂肪，已经有大量的科学证据显示：饱和脂肪会升高胆固醇含量，对心血管健康不利。世界卫生组织不建议经常食用所有热带油，包括椰子油。但随着研究的发现，椰子油具有魔法般的作用，由椰子油提取的中链脂肪酸，在人体代谢中具有"生酮作用"，不仅有替代抗癫痫药物治疗小儿癫痫的作用，还能减缓阿尔茨海默病的发展。最近的研究发现，椰子油能减轻体重，还能改善2型糖尿病患者对胰岛素的敏感性。

一、椰子油的营养特点

　　椰子油具有特殊的脂肪酸组成，所含的饱和脂肪酸是以低中碳链为主，是脂肪中的贵族。通常植物油常温下为液态，是因为主要由不饱和脂肪酸组成，而动物油在常温下多为固态，是因为其主要由长链饱和脂肪酸组成。椰子油属于植物油，常温下为半固状脂，而非油态，是由其脂肪酸组成的不同决定的，见表4-4。

表4-4　椰子油的主要脂肪酸组成（摩尔分数，%）

脂肪酸	8:00	10:00	12:00	14:00
含量	5～9	6～10	44～52	13～19
脂肪酸	16:00	18:00	18:1ω9	18:2ω6
含量	8～11	1～3	5～8	0～2.5

注：资料源自葛可佑.中国营养科学全书.北京：人民卫生出版社，2006。

　　因为中链脂肪酸不会像长链脂肪那样容易储存在人体中，而中链脂肪酸分子量较小，较易溶于水和液体，胰酶能使它水解得更完全，易于吸收，在人体内代谢快，很容易被当作能量燃烧掉，不易形成脂肪肝，也不影响血脂水平。而且在燃烧的过程中，会比其他脂肪产生更多的酮（代替葡萄糖的细胞燃料）。目前正在研究中链脂肪酸具有治疗肥胖、癌症、阿尔茨海默病和帕金森病等神经类疾病的潜在作用。

二、椰子油的魔法棒

① 治疗儿童癫痫。用椰子油为基础的生酮饮食治疗儿童癫痫，控制儿童的运动不能发作和肌阵挛性癫痫，尤其是对抗抽搐药物产生耐药性和出现副作用的儿童，对学龄前儿童的效果较为理想。

② 改善阿尔茨海默病。用椰子油为基础的生酮饮食能改善阿尔茨海默病症状，最著名的是美国佛罗里达州儿科医生玛丽因为丈夫史蒂夫被诊断患此病，用椰子油医治丈夫的疾病，使症状改善，并出了一本书，书中记录了她丈夫战胜老年痴呆的过程。

③ 减肥。这对于胖友们可是个好消息，这是由于椰子油含有丰富中链脂肪酸有助于减轻体重，前提当然是总能量不变的情况下，用它代替其他植物油来用。

④ 改善血脂水平。

⑤ 改善糖耐量。椰子油还可以改善2型糖尿病的胰岛素敏感性。

⑥ 提高免疫力。椰子油含有丰富的月桂酸，这是母乳中含有的成分。具有抗菌、抗病毒、提高免疫力的效果。

三、椰子油的用法

使用椰子油的方法与通常使用的烹调油一样，可用来煎、炒、煮、冷拌，其饱和度高，比较适合较高温度的烹调方法。需要控制体重者一定要限量食用，每天烹调油20～30g。

用椰子油要注意：必须是纯的、非氢化的（non-hydrogenated）。买油的时候，要仔细检查瓶子的标签，如果上面有"氢化"或"hydrogenated"这些字就不要买。

第十一节

众神的饮料——巧克力

巧克力是一种用热带植物可可豆做原料，经过复杂的工艺制作而成的食品。组成巧克力的基本成分包括可可脂、可可质和结晶蔗糖，添加乳固体和香味料，具有独特的色泽、香气、滋味和精细质感，精美而耐保藏，并具有很高能量的甜味固体食品。

一、巧克力的由来

巧克力一词起源于美洲的阿芝特克语。早在2000多年前，生活在美洲墨西哥、洪都拉斯等地的人们就已经在种植可可树。他们把可可豆经过简单的加工后，制成饮料食用，这也是人类食用巧克力的最早方式。这种饮料具有提神、醒脑、强心、催情等多种神奇的功效，被称为"众神的饮料"。后来巧克力被以多种形式应用到饮料、糖浆、风味剂、涂层或糖果中，添加了巧克力的食物具有迷人的芳香和亮丽的外观，受到人们特别是年轻人极大的喜爱。

二、巧克力的分类及营养成分

巧克力主要分为三种。

① 黑巧克力。呈棕褐色或棕黑色，具有可可苦味的巧克力。

② 牛奶巧克力。添加乳制品，呈棕色或浅棕色，具有可可和乳香风味。

③ 白巧克力。不添加非脂可可物质的巧克力。

随着这些基本成分比例的不同，可以构成不同的巧克力产品，比如我们所熟知的黑巧克力、果仁巧克力、酒心巧克力、松露巧克力、榛仁巧克力等，可以说是种类繁多，五花八门。添加牛奶会提高巧克力的营养价值，使蛋白质、钙和B族维生素的含量增加；添加果仁会增加不饱和脂肪酸、B族维生素和矿物质的含量。随着生活水平的提高和科学技术的发展，消费者对糖果和巧克力的营养和健康品质更为关注。但是巧克力是高能量食物，如果平时摄入的能量总是大于消耗的，还是会引起发胖。

巧克力的营养成分并不平衡，巧克力中的脂肪含量通常能达到40%，而普通巧克力中糖含量也能达到50%左右，是典型高脂肪、高糖、低蛋白质、高能量食品。如果大量食用，又不增加运动，则很可能会增加体重。巧克力中富含饱和脂肪酸。巧克力的脆硬、入口即化的特殊口感来自可可脂，它是一种比猪油饱和程度还要高的植物脂肪，在巧克力中的含量为40%左右。也有一些劣质巧克力用"代可可脂"掺入其中，而且劣质巧克力中可能含有氢化植物油（反式脂肪酸），成本比真正的可可脂低多了。而氢化植物油中含有的"反式脂肪酸"对心血管极为有害，害处甚至超过饱和脂肪酸，对心血管很可能具有不良影响。

优质的黑巧克力含可可原浆可达70%以上，至少是50%以上，纯黑巧克力几乎不加糖，几乎没有甜味，如表4-5所示。可可含有苯乙胺，它可使人心情愉快。加上广告商推波助澜，巧克力成了情人节的标配礼物。但只有那种可可原浆很高、口感发苦发涩不甜的黑巧克力，才是有益健康的巧克力。这也是为什么许多人在心情不好、精神不振时想吃块巧克力的原因。我国销售的巧克力，其可可原浆含量通常仅为20%，有的甚至更低。可可含量低的巧克力，植物多酚的含量也很低，健康作用就没那么大了，不太可能有利于减肥。白巧克力糖含量非常高，还含有大量的饱和脂肪，来自于可可脂，或者来自于奶油，甚至是代可可脂，就没有传说中巧克力的任何健康作用。

表4-5　黑巧克力和牛奶巧克力的营养成分

营养成分含量及能量	单位	黑巧克力（100g）	牛奶巧克力（100g）
能量	kcal	479.00	513.00
蛋白质	g	4.20	6.90
总脂	g	30.00	30.70
碳水化合物	g	63.10	59.20
总纤维	g	5.90	3.40
总糖	g	56.90	52.00
咖啡因	mg	62.00	26.00
可可碱	mg	486.00	169.00

注：资料源自葛可佑.中国营养科学全书.北京：人民卫生出版社，2006。

三、巧克力可能的健康作用

① 降低胆固醇水平。

② 防止记忆衰退。可能对阿尔茨海默症有益。至少每周吃一次巧克力对改善认知功能有帮助。

③ 降低患心脏疾病的风险。研究证明不加糖的可可粉有利于预防心血管疾病、糖尿病、低血糖的发生。可可原浆中丰富的钾和镁也对心脏有一定好处。

④ 降低脑卒中发作风险。

⑤ 能够较快补充人体所需能量。适合在长途旅行、登山、野游时作为储备食物携带。

四、吃巧克力可得长点心

① 巧克力有很高的能量，因此，如果您在试图减肥，就要少吃或不吃巧克力，要吃也得选黑巧克力。但您是长胖还是减肥，并不是由哪一种具体的食物来决定

的。它取决于摄入的总能量与消耗的总能量的差值。总之，普通巧克力算不上保健食品，也不是一种垃圾食品，浅尝辄止为好，否则就增加运动量。

②含大量糖的巧克力会引起龋齿。

③巧克力可能会导致骨质疏松症。

④糖尿病患者应少吃或不吃巧克力（但可吃无糖巧克力）。

⑤产妇在产后需要给新生儿喂奶，如果过多食用黑巧克力，对婴儿的发育会产生不良的影响。

⑥在饭前过量吃巧克力会产生饱腹感，因而影响食欲，但饭后很快又感到肚子饿，这使正常的生活规律和进餐习惯被打乱，影响儿童的身体健康。

⑦多吃巧克力可能会引发头痛。因为巧克力和奶酪和红酒一样含有酪胺，这是一种活性酸，它也是引起头痛的主要原因之一。这种物质会导致机体产生能收缩血管的激素，而血管又在不停地扩张以抵抗这种收缩，这就产生了烦人的头痛。

总之，巧克力只是一种休闲食品，偶尔吃或少吃是不会带来麻烦的，但大量吃、天天吃就必须小心。

第十二节

糖衣炮弹的危险

一、膳食中糖的特点

本节的"糖"一词是对单糖、双糖的统称。单糖包括葡萄糖、果糖和半乳糖，双糖包括蔗糖、乳糖和麦芽糖等。单糖和双糖都自然存在于植物性食物中，如食用的蔗糖主要是从甘蔗和甜菜中提取的。在食品烹调和加工过程中使用的糖主要是蔗糖、葡萄糖和果糖。

在食品生产和制备过程中被添加到食品中的糖及糖浆被称为添加糖，包括白砂糖、绵白糖、红糖、玉米糖浆等。添加糖主要生产加工食品如饮料、果汁、甜点和糖果等，建议每天添加糖的摄入不超过50g。

食糖是纯能量食物，容易消化吸收，除果糖外，都具有较高的血糖生成指数。果糖也是目前已知天然糖中最甜的糖。

精制糖亦称精糖，是质量和纯度最高的食糖产品，是将原料经过化学提纯后再结晶煮炼制成。

我国用于茶、咖啡和烹饪的"添加糖"根据文化习惯不同而不同，总量并非过高，但是隐性"添加糖"如各种甜味饮料的摄入使其摄入增多，导致产生的能量比例增大，应引起重视并加以改善。

二、食糖与健康

添加糖是纯能量物质，过多摄入可增加龋齿、引发超重及肥胖发生的风险。建议每天摄入添加糖提供的能量不超过总能量的10%，最好不超过总能量的5%。对于儿童青少年来说，含糖饮料是添加糖的主要来源，建议不喝或少喝含糖饮料和食用高糖食品。

长期或过多食用单糖、双糖等精制糖，不仅致胖还致病。

高果糖玉米糖浆是精制糖中的"增肥剂"，它可以激发贮脂激素。苹果酱、番茄酱、烤肉、曲奇、花生、黄油、混合果汁、水果饮料、冰淇淋、巧克力、牛奶、热狗和汉堡等精加工或非有机食品中都含有高果糖玉米糖浆。

精制糖摄入过多对健康很不利。比如，精制糖中的白糖在体内的代谢需要消耗多种维生素和矿物质，因此经常吃糖会造成维生素缺乏、缺钙、缺钾等营养问题。世界卫生组织曾调查23个国家的人口死亡原因，该调查显示：长期高糖饮食者的平均寿命比正常饮食者短10 ～ 20年，也就是说，糖吃多了还会"减寿"。

三、控糖行动，刻不容缓

1.少喝含糖饮料

含糖饮料虽然含糖量在一定范围内，但由于饮用量大，因此很容易在不知不觉中超过50g糖的限量，多饮不但容易使口味变重，造成不良的膳食习惯和超重、肥胖，因此建议不要多喝含糖饮料。少喝的办法是逐渐减少，或者用其他饮品替代，如饮茶、牛奶等。

2.限精糖、尚天然

判断食物中是否含有对身体不利的高果糖玉米糖浆等精制糖，只要看食物的营养成分中是否出现诸如"高果糖浆""谷物糖浆""谷物糖浆固体""谷物甜味剂"等词即可。

一些天然甜料可以代替精制糖。如龙舌兰酒、果汁、浓缩甘蔗汁、未精炼的糖、糙米汁、大麦芽汁、粗糖、甜菜糖、枣糖、蜂蜜、糖蜜以及赤糖糊。这些天然的甜味剂几乎都会含有一种或多种对身体有益的成分，如钙、铁、钾、蛋白质、B族维生素、镁、铬、膳食纤维及叶酸等。

世界卫生组织强烈推荐人们终生限制游离糖的摄入量。无论成年人还是儿童，都建议把游离糖的摄入量限制在每天总能量摄入的10%以下，最好能进一步限制在5%以下。多吃点糖不会马上要命，但长年累月，很有可能让人增加龋齿、肥胖、糖尿病、肾结石、痛风、心脏病及多种癌症的患病风险。所以，珍爱生命，珍惜健康，从控糖做起。

第十三节
万人迷甜味剂

一、什么是甜味剂

甜味剂是赋予食品以甜味的物质。甜味剂是世界各地使用最多的一类添加剂，在食品工业中具有十分重要的地位。我国允许使用的甜味剂有甜菊糖苷、糖精钠、环己基氨基磺酸钙（甜蜜素）、天门冬酰苯丙氨酸甲酯（阿斯巴甜）、乙酰磺胺酸钾（安赛蜜）、甘草、木糖醇、麦芽糖醇等二十余种。甜味剂一般不会引起血糖的升高，譬如糖尿病患者就会选含木糖醇的食物来解馋以弥补不能吃糖的缺憾，胖友们也比较适合这种办法。

二、甜味剂的种类

甜味剂有几种不同的分类方法，下面主要介绍两种常用的分类方法。

1.按化学结构和性质分类

按化学结构和性质分类，甜味剂可分为糖类和非糖类甜味剂。

（1）糖类甜味剂

糖类甜味剂如蔗糖、葡萄糖、果糖等在我国通常称为糖，常作为一般食品，仅糖醇类和非简单糖甜味剂才作为食品添加剂管理。糖醇类甜味剂的甜度与蔗糖差不多，或因其热值较低，或因其与葡萄糖有不同的代谢过程，除作为甜味剂外，尚有某些特殊的用途。

（2）非糖类甜味剂

非糖类甜味剂的甜度很高，用量极少，热值很小，多不参与代谢过程，常称为低热值甜味剂。

2.按来源分类

按来源分类，又可将甜味剂分为天然甜味剂和人工合成甜味剂。

（1）天然甜味剂

天然甜味剂包括糖醇类和非糖醇类两类。

① 糖醇类。糖醇类包括木糖醇、山梨糖醇、甘露醇、乳糖醇、麦芽糖醇、异麦芽醇和赤鲜糖醇。

② 非糖醇类。非糖醇类包括甜菊糖苷、甘草、奇异果素、罗汉果素和索马甜。

（2）人工合成甜味剂

人工合成甜味剂有磺胺类、二肽类和蔗糖衍生物三类。

① 磺胺类。磺胺类包括糖精、环己基氨基磺酸钠和乙酰磺胺酸钾。

② 二肽类。二肽类包括天门冬酰苯丙氨酸甲酯和阿力甜。

③ 蔗糖衍生物。蔗糖衍生物包括三氯蔗糖、异麦芽酮糖醇和新糖。

人工合成甜味剂主要是一些具有甜味的化学物质，甜度一般比蔗糖高数十倍甚至数百倍，但没有任何营养价值正是它的价值所在，譬如部分糖醇因为不能被人体吸收利用，具有膳食纤维功能，可预防便秘、结肠癌等。而且近年来陆续发现人工合成甜味剂对人体具有潜在的危害性，虽然它们不会引起血糖快速上升，但是长期食用过多可能会影响血脂代谢，因此也并非毫无节制。理想甜味剂应具有以下特点：安全性好、味觉良好、稳定性好、水溶性好、价格低廉。

第十四节

盐多必失

一、膳食中盐的特点

5g食盐含钠2000mg，氯3000mg，可满足人体对钠和氯的需要。碘盐中碘的含量，取决于加碘量，在食用盐中加入碘强化剂后，平均碘含量为20～30mg/kg，因此6g碘盐可提供碘约120μg。碘的来源还包括海产品、强化食品等，减盐不需要担心碘摄入问题。

二、我国居民食盐现状

食盐时食物烹饪或加工食品的主要调味品。我国居民的饮食习惯中食盐摄入量过高，而过多的盐摄入与高血压、胃癌和脑卒中有关，因此要降低食盐摄入，培养清淡口味，逐渐做到量化用盐，推荐每天食盐摄入量不超过6g。

2012年中国居民营养与健康状况监测结果显示，全国每人日均食盐的摄入量为10.5g，城市为10.3g，农村为10.7g。膳食中盐提供的钠占72%。

三、食盐与健康

高盐（钠）摄入增加高血压的发病风险，而降低盐（钠）的摄入能够降低血压，高盐摄入引起高血压的机制主要有：钠离子过多，引起水钠潴留，导致血容量增加，血压上升。高盐饮食还可以改变血压昼高夜低的变化规律，变成昼高夜也高。此外，高盐摄入还会增加脑卒中及胃癌的发病风险。

四、食盐减量五巧板

1. 增色不如本色

一方面，食物越新鲜，烹调时就不需要加入过多的食盐等调味品来增加食物的滋味、改善菜肴颜色。另外，巧用替代方法，如在烹制菜肴时放少许醋，提高菜肴的鲜香味，有助适应少盐食物，也可在烹调食物时使用花椒、八角、辣椒、葱、姜、蒜等天然调味料来调味。高血压风险较高的人也可以使用高钾低钠盐，既满足了咸味的要求，又可减少钠的摄入。

2. 合理运功

烹制菜肴可以等到快出锅时再加盐，能够在保持同样咸度的情况下，减少食盐用量。对于炖、煮菜肴，由于汤水较多，更要减少食盐用量。烹制菜肴时加糖会掩盖咸味，所以不能仅凭品尝来判断食盐是否过量，而应该使用量具。用咸菜作烹调配料时，可先用水冲洗或浸泡，以减少盐的含量。

3.控制总量

在家烹饪时的用盐量不应完全按每人每天6g计算，应考虑大人、孩子不同，还有日常零食、即食食品、黄酱、酱油等的食盐含量。如果在家只烹饪一餐，则应按照餐次食物分配比例计算食盐用量。

4.要选用碘盐

除高水碘地区，推荐食用碘盐，尤其有儿童少年、孕妇乳母的家庭，更应该食用碘盐，预防碘缺乏。

目前来看，高盐饮食与高血压之间的正相关关系很明确。世界医学界的主流意见仍提倡低盐饮食以预防高血压即其并发症。对于普通人而言，每天摄入不超过6g食盐的建议是有益于身体健康的。我们选择饮食的时候，还是要尽可能避免重口味，尽量选择口味清淡的菜，还食物以本色，要记住盐多必失，这可绝不是危言耸听哦。

第十五节

潜伏者游戏——看不见的盐和油

一、隐形的盐

1.给我一把照妖镜，让盐无处遁形

越来越多人关注健康，为了健康，许多人都会减少食盐摄入，也就是减少钠的摄入。健康调查显示，食盐的摄入量有降低的趋势，可是钠的摄入量不仅没有下降反而上升了。这就是隐形盐在作怪了，您看不到，可它就在那里。

食盐与咸味挂钩，您用了酱油必然会减少食盐量，否则就变咸了，这是我们味蕾直接的感受。口味重的人轻轻松松可以吃掉五六根火腿肠，加工的肉制品大多都放了许多盐，否则保质期就没那么长了。腌制品不用多说，一次不能吃太多。

需要更加注意的是，有些食物含有盐但是是甜的（甜味可以抵消部分咸味），我们不知不觉就摄入了大量的盐。在市面上销售的食品中，常见的挂面含钠量就很

高，每100g挂面平均含有800mg钠，我们常吃的方便面，每份85g面中，含钠量大约748mg，蜜饯好像吃不出咸味，可钠含量也不低，在山楂蜜饯中，每100g山楂蜜饯含钠量为590mg，一口气吃一筒薯片不在话下，看下营养成分表，每30g薯片含钠量就为202mg。

常见的面包、饼干、蛋糕、冰淇淋等都含有食盐，亦还有一些含钠离子的辅料，比如起蓬松作用的碳酸氢钠，调节酸度的柠檬酸钠等。

2.消灭盐"怪"作乱的手段

外面就餐一般口味都重，记得要提醒厨师少放点盐、酱油、味精、鸡精等，最好自己做饭，可以轻松做到清淡饮食，如经常买加工食品，除了看生产日期和保质期，记得看下营养成分表，尽量选择钠含量低的食物。若是一下没抵制诱惑吃了许多高盐食物，不用担心，下一餐少盐平衡一下就行。

炒菜的时候用葱、姜、蒜、辣椒、桂皮提味，如此可以减少许多食盐的量，健康与美味兼顾。想清淡饮食，记住四个字"循序渐进"，食盐的量慢慢减少，坚持就是胜利。

二、隐形的油

我们明眼能看见的油就是烹调油，包括植物油和动物油，如大豆油、花生油、葵花子油、菜子油、芝麻油、玉米油、橄榄油和猪油等。但还有些食物中含有大量油脂，我们既看不见，也可能没想到。

1.油出没，请注意

目前我国居民烹调油摄入量过多。对于看得见的烹调油和动物脂肪，大家都知道要限制，每天别超过25～30g。可是像坚果、饼干、蛋糕等加工类食物也富含脂肪，稀里糊涂吃了好多都浑然不觉，特别是核桃、花生、瓜子、杏仁、榛子、腰果、松子等常见坚果。结果不光是长胖或者影响减肥效果那么简单，长期还会导致高脂血症、心血管疾病等。

好了，我们已经剪破油"魔"的隐形斗篷了，我们该怎么做呢？

2.给我一把剪刀——剪剪剪、减减减

① 坚持定量用油，控制总量。可将全家每天应该食用的烹调油倒入量具内，

炒菜用油均从该量具内取用。逐步养成习惯，培养成自觉的行为。

② 巧烹饪。烹调方式多种多样，不同烹调方法用油量有多有少。选择合理的烹调方法，如蒸、煮、炖、焖、水滑、熘、拌等，都可以减少用油量。有些食物如面包、鸡蛋等煎、炸时，可以吸取较多的油，最好少用煎、炸的方法。

③ 少吃油炸食品。油炸食品口感好，香味足，对食用者有很大诱惑，容易过量食用。油炸食品为高脂肪高能量食品，容易造成能量过剩。此外，反复高温油炸会产生多种有害物质，可对人体造成危害。

④ 少摄入饱和脂肪。要少吃饼干、蛋糕、加工肉制品以及脆的薯条、土豆片和其他可口的零食，都可能由富含饱和脂肪如黄油、奶油、可可脂和棕榈油等制作而成。

人的味觉是逐渐养成的，需要不断强化健康观念，改变烹饪和饮食习惯，以计量方式（定量盐勺、带刻度油壶）减少食盐、油等调味料的用量，培养清淡口味。尤其要重点培养儿童的清淡饮食，在家庭烹饪时推荐使用定量盐勺，或用量具量出，每餐按量放入菜肴。

第十六节
食物吃对不垃圾

一、垃圾食品的定义

垃圾食品是带有贬义色彩的词语，它指一些高能量食品（能量来源主还主要是简单糖或者脂肪，却仅仅含有少量的膳食纤维、蛋白质、维生素或矿物质等），即营养密度低的食物。

世界卫生组织公布的十大垃圾食品包括：油炸类食品、腌制类食品、加工类肉食品、饼干类食品、汽水可乐类饮料、方便类食品、罐头类食品、话梅蜜饯果脯类食品、冷冻甜品类食品、烧烤类食品。

二、垃圾食品分类介绍

1.油炸类食品

① 代表。油条、油饼、薯片、薯条、汉堡、炸鸡腿等。

② 主要危害。高温制作，是导致心血管疾病的元凶，含致癌物质丙烯酰胺。

2. 腌制类食品

① 代表。酸菜、咸菜、咸蛋、咸肉等。

② 主要危害。含有大量的盐，且在腌制中产生亚硝酸盐。在研制过程中容易滋生微生物，影响黏膜系统。

3. 加工类肉食品

① 代表。熏肉、腊肉、肉干、鱼干、香肠等。

② 主要危害。含大量盐、防腐剂及增色剂等添加剂，盐多导致高血压、鼻咽癌、肾脏负担过重，过多食用会对肝脏造成损伤。

4. 饼干类食品

① 代表。饼干、糖果等。

② 主要危害。食用香精、色素、能量、含盐量过多，营养成分低。过多摄入糖会使胰腺负担过重，易导致糖尿病。

5. 汽水可乐类饮料

① 代表。汽水、可乐等。

② 主要危害。由香料、色素、二氧化碳碳水合成，含大量碳酸，含糖量超过每日每人正常需要，且喝后因二氧化碳有胀感，刺激食欲。

6. 方便类食品

① 代表。方便面、方便米粉等。

② 主要危害。含防腐剂、香精，含盐量、能量过高，营养成分低。

7. 罐头类食品

① 代表。水果罐头、鱼罐头、肉罐头等。

② 主要危害。加工中维生素几乎完全破坏，含糖量、含盐量、能量过高，营养成分低。

8. 话梅蜜饯果脯类食品

① 代表。果脯、话梅、蜜饯等。

② 主要危害。加工过程中，水果中所含维生素几乎完全被破坏，香精、防腐

剂、含盐量高，营养成分低。

9.冷冻甜品类食品

① 代表。冰淇淋、冰棒等。

② 主要危害。有一定营养，但含糖量和脂肪量过高，影响正餐，造成营养不均衡，容易引起肥胖。

10.烧烤类食品

① 代表。羊肉串、铁板烧等。

② 主要危害。含有三苯四丙吡，加工条件及环境限制较大，是构成胃癌发病的危险因素。

三、垃圾食品因人而异

垃圾食品这个概念仅仅是对于大部分饮食质量有保障的人群是有意义的，对于极端人群，比如患有某些疾病的人群、儿童、青少年、老年人以及很多健康状况异常的人都是不完全适用的，所以这个概念本身就是狭隘的，但是确实也有指导意义。

举个例子，同样是土豆，自己凉拌土豆丝和快餐店里的炸薯条就是评价截然不同的食品。因为凉拌土豆丝里并没有增加过量的油与盐，依旧保持了土豆本身丰富的维生素、矿物质和膳食纤维。但是炸薯条不仅在烹饪过程中会损失土豆中的部分维生素，而且增加了许多油脂，使能量增加，此外薯条还要添加相当的盐才会有好的口感，更别提在炸薯条过程中产生了致癌物质丙烯酰胺了。所以这就是为什么土豆本身不是垃圾食品，但是薯条向来被人们认为是垃圾食品，就是烹饪方法不同，导致营养密度下降。

希望大家能建立理性且适合自身的饮食观念，食品本身没有什么绝对的能吃与不能吃，但是绝对有值得吃与不值得吃之分，好的饮食习惯和模式建立，远远要比饱读各种"饮食禁忌"要有效率得多。

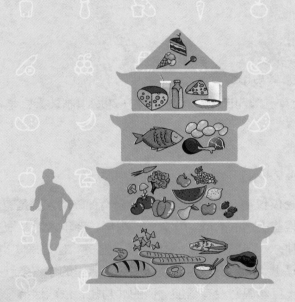

第五章

食疗减肥法面面观

第一节

断食减肥法

一、原理

断食就是一段时间内不吃食物，经过断食，人体内的肌肉、脂肪得到消耗，从而达到减肥的目的。这是一种不健康、不科学的减肥方法。

二、断食减肥法的种类

1.完全断食法

每隔一个月断食一次。断食时间为3～5天，在这期间，停止进餐。为了安全，可以在2天之后补充一些食物，然后继续断食。如果在断食期间出现较明显的不适，应立刻恢复进食。

2.不完全断食法

逐渐减少进餐量，一直到只吃少量饭菜，以维持人体最低的营养为限度。疗程为5～7天，千万不可超过10天。

3.减食法

减食法是指吃七八分饱，同时少吃含脂肪、胆固醇的食物。

三、断食减肥法的不良影响

断食不是绝食，对于普通人和肥胖人群来说，断食减肥不现实。如果每周只有2天吃得很少，其他5天吃得很多，那么摄入的总能量还是超标，肯定不能减肥。每个人肥胖的原因不同，如果是因为进食过量，那么每天每餐都要少吃，还要多运动才能减肥。但是如果前面几天饮食过于油腻导致肠胃负担过重，也可适当进行轻断食，让身体得到适当休整。前提还是要看当天的安排。如果静态活动较多，消耗能量有限，便可以适当少吃。如果计划出游或者进行运动，还是要保证足够的能量摄入，以免发生意外。

频繁断食有害身体健康，一般减肥者更没有必要尝试断食。根据长期形成的生活规律，每个人有自己特定的生物钟，每当到了吃饭的时间，胃肠等消化系统就会自动分泌消化液，如果此时不摄入食物进行中和，酸性较强的消化液就会大量积累，腐蚀胃肠内壁，造成疾病。简单地说，即使您不吃饭，但到了饭点，胃肠照样工作。所以，频繁断食无疑是有害健康的。

极端的断食会使肌肉量和骨密度非常明显地下降，并且会因为能量平衡被破坏，造成免疫力和脑部的损伤，有时候会出现眩晕恶心的症状，这时候就要立即停止断食，否则会对身体造成损伤甚至危及生命。

在临床上，见到为了减肥长期采用断食法，有人患了厌食症，有人生长发育迟缓，有人停经内分泌紊乱，产生了很多严重的后遗症。健康状态下，偶尔进行一两天的断食，不会产生很大的影响。但是为了减肥，每隔几天就进行一次断食，或者一个月以内重复两次以上的断食，身体的代偿机制反而会在断食结束后储存更多的能量，引起反弹，导致减肥失败。因此讲断食作为一种急功近利的减肥法是不可取的。

第二节
杜坎纤食瘦身法

杜坎减肥法是由法国营养师皮埃尔·杜坎博士在"高蛋白质减肥法"的基础上创立的一种瘦身法。其核心可以概括为"分阶段的蛋白质摄入法"，是一个以提倡优质高蛋白、低脂肪和低碳水化合物饮食为基础的瘦身法则。减重过程总共分为四个阶段：前两个阶段帮助减重者迅速减轻体重，后两个阶段则将为减重者巩固和保持减重成果。

一、速效期

采用纯蛋白质饮食法。饮食：例如瘦牛肉、猪里脊肉、鸡胸脯肉、鸡腿肉（都要去皮）、鱼类、海鲜类、蛋类、脱脂乳制品、豆制品等。糖不可以吃，可以用其他类似物质代替（如木糖醇）。不可以吃油。不能吃水果蔬菜。

平均期限：5天（持续时间为2 ~ 7天）。

这个饮食重点还包括多喝水，每天大概要喝1.5 ~ 2L的水。

二、缓效期

遵循"纯蛋白质日＋蛋白质配蔬菜日交替进行的原则"。饮食：蛋白质食物＋蔬菜交替，按5：5或者7：2，每周一天蛋白质餐。

平均期限：直到达到您所期望的体重为止。

在缓效期里，除了摄取蛋白质，还可以生吃或烹煮各种蔬菜，食用的数量和时间都没有严格限制，不过建议还是不要过量，以吃饱为原则。可以自由选择不同的蔬菜搭配混食，可选用的蔬菜如下：西红柿、黄瓜、菠菜、芦笋、葱、甘蓝菜、香菇、芹菜、茴香、生菜类、甜菜、茄、节瓜和甜椒类，也可以食用红萝卜和甜菜根，不过要千万记得，可别只吃蔬菜不摄取蛋白质。

三、巩固期

这一阶段的目的是为了巩固理想体重，预防体重反弹。饮食：巩固期的饮食选择更加广泛，除了第1、2阶段的所有食物之外，还添加了水果、米饭、芝麻油。蛋白质食物＋蔬菜＋全麦面包或米饭（一天1两）＋水果（一天1个）＋一周两顿自由餐。

持续时间：巩固期持续时间取决于您所减轻的千克数，前两个阶段每减轻1kg，就必须在巩固期内坚持10天。

除了香蕉、葡萄、樱桃和坚果类，可以吃任何的水果，一天吃一次，不能过量。两片全麦面包或一小碗米饭，只能二选一，注意分量，不能过度进食哦。

四、稳定期：永久维持稳定的瘦身成果

饮食：正常饮食＋每周一天纯蛋白质餐＋燕麦麸＋适当运动。

注意事项如下。

① 菜不能用油烧，应白煮、蒸等，同时应少盐。

② 每天喝水1.5L。

③ 不能吃甜的。

④ 最好每天运动。

五、杜坎减肥法的不良影响

杜坎减肥法确实可以让人短时间内体重下降，但应用此法减肥要谨慎考虑，并

且应咨询专业医师或者营养师。

① 碳水化合物是肌肉与脑部运作的主要燃料，一旦缺乏，会先消耗肌肉（包括内脏肌肉的耗损），最后才消耗脂肪，因此对身体损害很大。

② 蛋白质过多，会加速钙质流失，造成骨质疏松。

③ 对心脏病、高血压者不适宜。

④ 代谢物过多，增加肾脏负担。

⑤ 蛋白质摄取太多，尿酸增高，增加了患痛风的概率。

⑥ 不吃蔬菜、水果的饮食方式，会让饮食者丧失大量可以对抗心脏病、强化骨骼、抗癌以及强化免疫力的营养素。

人身体发胖是有原因的，患者要减肥需要到医院检查，找到肥胖的原因，再对症进行减肥，并且患者要坚持身体锻炼，多做有氧运动，可帮助身体消耗能量。

第三节

半食减肥法

半食减肥法是许多医学专家们都对肥胖患者们建议的非常好的减肥方法。就如同名称一样，半食减肥法是以节食方式吃着平常吃的东西，只不过重点在于需要调整食量。与断食减肥法不同的是，半食减肥法不需要禁食，而且优点是通过一天三餐摄取到各种不同的食物。这个方法可以让减肥的压力减到最小，还可以长时间持续。

虽然是一天吃三餐，但还是有应该要遵守的规则：必须经常补充水分、早餐一定要吃以及必须以低盐食物为主。另外，为了摄取钙质，一天一定要喝一杯牛奶，还有一定要和小黄瓜、胡萝卜、西红柿等三种以上富含纤维质的新鲜蔬果一起食用。这种制约式饮食比起其他减肥方法要来得容易维持，而且减肥适应期也会缩短。虽然半食减肥法没有其他减肥法那种的"短时间内惊人减重"的效果，但是半食减肥法能更健康地减肥并且易于坚持。这种减肥法并不要求降低食欲，而是以缩小身体里的食物储藏室，即使是吃少量的东西也可以得到饱足感为目标的方法。此方法对于超过标准体重10kg以上的人来说尤其有效。体重超过100kg 的高度肥胖患者需要减肥，但是通过运动和改善饮食习惯而成功瘦下来的人并不多。那是因为身体的管理系统已经完全被破坏的关系，所以这些人也会做"胃束带手术"。胃束带手术和半食减肥法有相同的概念，是利用人为方式将胃绑起来，缩小胃的大小。

半食减肥法大约需要6个月的适应期和变化期。前3个月，早、中、晚三餐照着以往的方式吃，并且将食量减半。这个阶段必须要注意的是，为了减半胃的负担和适应摄取的饮食量，三餐的量一定要固定。之后的3～6个月，是增加运动量并锻炼最佳体能的阶段。虽然身体的代谢机能会受到食量减少的影响而降低，但这是为了适应减肥的过程，因此这个阶段一定要更专注并且更有耐心和毅力。

① 半食的基准量要适当地确认。饮食减半之前应该要先确认好食量的基准。大部分需要减肥的人都因为有着不规律的饮食习惯，所以很难知道本身的饮食基准量，这便需要营养师来评估了。

② 营养要保持均衡。半食减肥法在减少食量50%的同时，还牢记营养均衡是核心。

③ 一定要配合运动。所有减肥一定要和运动并行的原因是为了维持肌肉和基础代谢量，而这和体重反弹现象有直接关联，和能量的消耗关系也非常密切。

④ 要多喝水。摄取水分相当重要，因为水分不仅可以降低空腹感、保持新陈代谢顺畅，还可以降低储存在身体里的钠浓度，而且水分更能预防减肥时会产生的老化现象。

⑤ 要以低盐食物为主。半食减肥法方法简单，只要将食量减半，并且在两顿饭之间多喝水和运动即可。这样的方法对于在减肥时要斤斤计较营养素和能量以及没办法好好遵守减肥食谱的人来说，的确是个好方法，但必须要努力不懈地坚持下去才可以。这个减肥法非常适合推荐给意志力坚强的过重肥胖者。经过6个月的半食减肥后，胃的大小会缩小，若是饮食过量的话反而会让胃感到难受。也就是说，身体已经适应了半食，而这也是半食减肥法的终极目标。只是，因为食量减半的关系，所以在减肥期间多少会有倦怠无力的感觉。尝试此减肥法的人觉得最辛苦之处是，对于嘴馋的人来说，东西吃一半比不吃还要来得辛苦。想要利用半食减肥的人对这一点也要事先有所认知。

第四节
素食减肥法

不知道从什么时候开始，吃素已经成为了一种时尚，是低碳生活的核心部分，而且很多人都希望通过吃素来帮助自己减肥，虽然吃素确实是饮食减肥的一种方式，不过我们也要注意一些方法，才能让减肥的效果更加明显、身体更加健康。

常见素食，根据饮食内容不同分为以下几种。

① 鸡肉素食。可以吃鸡肉。

② 海鲜素食。可以吃海鲜。

③ 蛋奶素食。可以吃乳制品和动物的蛋。

④ 全素食。所有动物性的食物都不吃。

⑤ 严格素食。以谷物、叶菜和果实为主。

一、吃素过量也发胖

虽然是素食，但这不代表您可以随意吃。即使是非常健康的食物，如果您摄取过量也同样会让您发胖。很多素食爱好者都热爱水果，每天三餐之外还要吃不少水果。但他们往往发现，尽管水果素有健康之名，却没有给他们带来苗条的身材。这是因为，水果中含有8%以上的糖分，能量不可忽视。碳水化合物摄入过多，它们就会在身体中转化成脂肪，也能导致肥胖。如果吃半斤以上的水果，就应当相应减少正餐或主食的数量，以达到一天当中的能量平衡。否则，额外增加一两百千卡的能量，天长日久怎能不胖呢。除了水果之外，每日额外饮奶或喝酸奶的时候，也要注意同样的问题，要知道有些酸奶中糖含量也很可观。

二、选择天然素食

不少素食者以为，只要不含动物食品原料，就是营养价值很高的食物。实际上，不少加工食品都是以植物性原料制成，但是其中大多用精白米和精白面粉制作，除去了其中的膳食纤维，并添加了大量的油、糖或盐，并不能替代新鲜天然食品的健康作用。

三、多摄取蛋白质

素食饮食习惯还有一个弱点，就是营养不均衡，蛋白质摄入不足。广义素食者不仅需要从奶类当中获得钙质，还要从中补充蛋白质和脂溶性维生素；严格素食者更需要添加豆类的食物来获得充足的蛋白质。

四、不要一味追求生食

一些素食者认为蔬菜只有生吃才有健康价值，因而很少吃熟的菜肴，热衷于凉拌。实际上，蔬菜中的很多营养成分需要添加油脂才能很好地吸收，加热后细胞壁完整性破坏，吸收率大幅度提高。例如，维生素K、胡萝卜素、番茄红素都属于烹调后更易吸收的营养物质。

五、素食也少不了锻炼

吃的什么有讲究，但是想要稳固瘦身的成果，运动就是不二的选择。当您身体消耗的能量大于摄取的能量时，脂肪便开始燃烧了，所以还等什么，赶快动起来，让能量开始消耗吧。

第五节

低GI 减肥法

GI（Glycemic Index）就是血糖生成指数，指含50g碳水化合物的食物在食后2小时血糖曲线下面积与相当含量葡萄糖在食后2小时血糖曲线下面积的百分比值。也就是不同食物在含有相同的碳水化合物量时，能使血糖速度升高的相对能力。常见食物的GI见附录一。

低GI减肥法的重点是抑制体内胰岛素的分泌。胰岛素是由胰腺分泌出来的，将血糖送往肝脏或肌肉后，形成糖原并转化成能量。能量因为新陈代谢的关系而得以消耗，剩下的会以脂肪细胞的形态堆积起来。而能量消耗不多的人，脂肪会囤积过多，引发肥胖。GI指数高的食物（GI > 70）可以快速升高血糖；GI指数低的食物（GI < 55）则会减缓血糖升高速度，降低胰岛素分泌，阻止脂肪囤积。低GI值食物减肥法的原理就是吃低GI值的食物，达到营养均衡，使血糖上升缓慢，还使胰岛素分泌稳定，最后达到减肥、身材苗条的目的。这样每天既可以保证能量的摄取，又不会因为低能量减肥引起营养不良和厌食症。

这个方法尽管有可取之处，但还需深究细节。

一、选择低GI主食

减肥者在使用此减肥方法时可适当选择粗粮，粗粮食物比较有饱腹感，血糖不容易上升，而且还消化较慢，对减肥塑身非常有利，比如说选择糙米、五谷杂粮面包，最好选择GI值在55以下的食物。

二、减少烹饪时间

一般烹饪食物的时间越长，升糖指数会越高。因此建议适当增加生吃的食物品种或者减少烹饪时间，尽量保有食物原本的营养素。

三、控制能量

很多人对低GI食物有误解，认为低GI的食品是吃不胖的，如果吃了过量的低GI食物，其总能量还是很高，一样会造成发胖的结果。所以必须在固定的食物总能量范围内，重新组合食物的品质（GI值）而非食物的量，才能有效发挥低GI的减重功效。

四、老生常谈营养均衡

虽然媒体曾以"吃大鱼大肉也能减肥"的耸动标题来大肆报道，但是真有这么好的事吗？高蛋白减肥法确实有一定道理和效果，但是一些以低GI作为卖点的减肥套餐或减肥食谱，并不适合所有人，也不一定符合均衡饮食的原则，还有可能在无形中摄取了过多的脂肪和蛋白质（为了降低淀粉类的摄取而大量提高蛋白质类和油脂类的摄取），造成身体的负荷过重，所以请专业医师评估自己的饮食并进行监督指导非常重要。

五、运动锻炼不可少

低GI饮食法最初是为了让糖尿病患者以饮食的方式来控制血糖而设计的，GI值不能反映食物的蛋白质、脂肪含量甚至能量等，以GI值作为选择食物的唯一参考指标，不够全面，容易弄巧成拙，低GI食物可能是高能量和高脂肪，有机会令体重上升。减重，并非进食低GI的食物，或者进食某种东西就可以做到，因此，单纯依靠低GI饮食减肥法来减肥是不科学的。不应过分依赖任何一种减肥餐单或饮食法，皆因减重绝非单一元素可决定，而是要从整体生活习惯入手，包括饮食模式、摄入的能量、运动量甚至睡眠质量等，多管齐下，才能真正做到健康减重。

第六节
OMEGA 减肥法

　　三大营养素中的脂肪在减肥中向来被视为"最危险的存在"。很多女同胞从小到大都是看见肥肉就尽可能少吃，这是个好习惯。但是部分女性在减肥期间一点油星都不吃，也不吃含油脂的食物，吃任何东西之前都打开手机查一查，有脂肪就直接不吃，简直把脂肪视为身材苗条的头等大敌。可是，完全杜绝油脂真的好吗？

　　脂肪酸EPA和DHA的发现，给医学和营养学带来了重大突破，由此推开了ω-3新时代的大门。

　　有关OMEGA饮食减肥法，这是一种由适度的多摄取ω-3可降低体重衍生而来的新型减肥方法。ω-3系列多不饱和脂肪酸，作为必需脂肪酸，是一种人体不可缺少且自身不能合成的脂肪酸，必须通过摄取食物来得到它，主要包括α-亚麻酸（ALA）、二十碳五烯酸（EPA）和二十二碳六烯酸（DHA）。其中，EPA具有降低胆固醇和甘油三酯、降低血液黏度、预防动脉粥样硬化等心血管疾病，并且具有抗炎、增强机体免疫力的作用；DHA则可以稳定神经构造和促进大脑的发育，对视力也很有益。ω-3系列多不饱和脂肪酸对于肥胖起到保护作用，尤其是腹部肥胖，而其改善肥胖的机制主要包括降低血浆甘油三酯、游离脂肪酸、胆固醇以及抗炎作用。

　　那么，OMEGA减肥法的核心内容有哪些？

　　① 每周进食鱼类两次，尤其是海水鱼，并且尽可能种类丰富。深海鱼中富含ω-3系列多不饱和脂肪酸，比如鲭鱼、金枪鱼、三文鱼、鲟鱼、凤尾鱼、沙丁鱼、鲱鱼、鳟鱼等。

　　② 鱼和鱼油并非是ω-3脂肪酸的唯一来源，食用油中紫苏油、亚麻籽油也富含。采用素食生活方式等饮食偏好导致无法定期大量吃鱼的人，市场提供了藻类DHA/EPA补充剂。另外，可以适量增加豆类和坚果类的摄入。

　　③ 要限制饱和脂肪酸的摄入。

　　④ 要小心反式脂肪酸，必须尽可能地不要吃油炸食物。

　　因为饮食走向西方而摄取到更多ω-6脂肪酸的关系，导致饮食营养均衡被破坏，进而身体发福。为了解决这样的问题而衍生出来的OMEGA减肥法是将这种营养概念提炼出来，强调通过长期饮食调整的方式，从而达到身体健康和饮食管理的目的。但同时需要注意的是，ω-3脂肪酸也是油脂的一种，摄入过多，也会对减肥造成阻碍。所以，适量地多摄取ω-3是关键，切不可无限制地过量摄入。

第七节

酸奶减肥法

酸奶减肥法对于饱受便秘之苦的女性来说是最有效果的减肥方法。酸奶里富含蛋白质、脂肪、无机物质、维生素、钙以及磷等多种物质，对于减肥有相当大的帮助。此外，还有助于儿童骨骼成长；对于老人来说，可以预防骨质疏松。

那么，我们先说说酸奶可以达到减肥效果的原因到底有哪些？

① 酸奶可以提供丰富的钙质：在美国第三次国民营养与健康普查中偶然发现，在能量摄入相同的人群当中，钙摄入量高的人肥胖比例明显降低，而这些钙主要来自于乳制品。

② 酸奶中富含乳酸菌：减肥的人因为吃得比较少，非常容易患便秘之类的毛病，肠蠕动要在食物的刺激下才会加强，若肠道总是空的，蠕动的强度就会下降。酸奶可以改善胃肠的消化吸收功能，还能刺激肠道蠕动，增加粪便含水量，润肠通便。

③ 酸奶可以提供很强的饱腹感。一般来说，在开饭之前，如果吃不上其他东西，只喝1袋牛奶（250g）或同量不太酸的酸奶，喝完以后，会发现原本很强烈的想吃东西的愿望消退了。相比而言，喝1罐可乐或吃27g巧克力，能量摄入是一样的，却没有这么强的饱腹感。

由此可见，以酸奶代替部分餐食的酸奶减肥法还真不错。以原味酸奶为基准的话，每100g酸奶有62cal的能量，生糖指数25。低能量、低生糖指数，加上拥有乳酸菌，就减肥和营养学来看，酸奶可以说是相当好的食物。

1.酸奶还是牛奶？

酸奶在发酵过程中，不仅保存了牛奶中所有的营养成分，而且因为发酵，其中营养素更容易被人体消化吸收，比如钙质的吸收率会比牛奶更高，而且，对于不加糖的原味酸奶，与牛奶相比，能量不仅没有增加，甚至还低了一点点。因为其中蛋白质和脂肪部分没有变，但部分乳糖变成乳酸了（牛奶含乳糖约4.4% ～ 4.8%），而有机酸的能量低于乳糖，这个对于减肥而言还真是有益的。

但如果加糖，那么100g酸奶中每添加1g糖，能量就会提升4kcal。所以摄入过多的话再想减肥就有点不靠谱了，所以，在选购酸奶时，选择加糖相对少或者加木糖醇的酸奶较明智点。

2.减肥期间，是不是应该舍弃全脂酸奶而选择脱脂酸奶、低脂无糖酸奶？

其实，这个想法不可全然接受。脱脂酸奶会比全脂酸奶口感"水嫩"很多，浓厚感低得多，奶香味不足，吃起来不太让人感觉满足。为了弥补口感上的劣势，脱脂酸奶通常会加更多的糖和香精，最后的能量值和全脂不加糖酸奶差不多，但饱足感却没有全脂不加糖酸奶那么大。

低脂无糖酸奶的能量是最低的，本身当然对减肥无害，但它的饱腹感会更低。所以，减肥人士在选择低脂型酸奶的时候，要特别注意，别额外多吃，又把它的低能量优势抵消了，最后口感没有得到满足，对控制体重的综合效果也不比全脂产品强。

3.酸奶什么时候喝，喝多少量比较好？

时间不限。胃酸过多的避免饭前喝；空腹喝酸奶促进排便，便秘者适合，腹泻者则不适合；其他人饭前、饭后都可以喝。减肥期间，切忌在吃完很丰盛的午餐和晚餐后再来一大瓶酸奶，因为这样额外增加了能量的摄入。若要饭后喝酸奶，必须相应减少餐量，否则必然适得其反，最后导致减肥失败。

第八节

牛奶减肥法

牛奶被称为"钙质的宝库"，如所称的那样，牛奶含有丰富的钙质，也含有优质蛋白质和脂肪。近年来有多项研究发现，奶制品的摄入量与体重增长有反向关联。这并不是说，在吃饱三餐之后还喝大量的牛奶会让人瘦，而是说，在摄入同等的能量、同量的蛋白质时，如果奶类比例较大，则随着年龄的增长体重增加的风险会变小。

牛奶减肥法就是将一日膳食中的部分其他食品换成奶类，采用这种方法让人感觉到生活很轻松，可以长期坚持。有的人坚持了3个月以上，效果还是比较令人满意的，如果希望效果更好一些，可以再适当增加运动量。对牛奶减肥的解释有很多，理由也各式各样。有人说，这是因为钙对于控制脂肪代谢是有用的；也有人说，喝脱脂奶的效果还没有全脂奶的效果好，这可能是因为奶的脂肪里有一种被称为共轭亚油酸的物质，它能够抑制多种癌细胞，同时能够降低脂肪含量，增加肌肉比例。

那么，除了这两点，牛奶减肥还有什么依据？

① 如果喝牛奶的时间合适，能够更有效地控制餐后血糖上升，而餐后血糖上升延缓，就意味着餐后饱腹感可以持续更长的时间，餐后合成脂肪的风险也明显下降。显而易见，这对于预防肥肉上身是非常有好处的。

② 牛奶中富含优质蛋白质——乳清蛋白也是对增肌减脂有益的成分。

实行牛奶减肥法中常见的问题有哪些？

1.牛奶种类如何选择？

牛奶可分为普通牛奶、低脂牛奶和脱脂牛奶等多种。普通牛奶的脂肪含量在3%左右，低脂牛奶的脂肪含量低于1.5%，而脱脂牛奶的脂肪含量则低到0.5%。为了减肥，有人会选择脱脂牛奶，但这样做会丢掉大量脂溶性维生素如维生素A、维生素D、维生素E、维生素K，并不建议长期饮用。此外，牛奶之所以有特别的香气，也全靠脂肪中的挥发性成分。如果没有了脂肪，香味就会不足，牛奶喝起来也会没有味道。如果充分考量营养代谢和反弹效应的话，可以选择摄取普通牛奶或低脂牛奶，如果一定要控制脂肪，那么建议可以选择低脂牛奶。

2.什么时候喝牛奶最好？

一般是在餐前30分钟的时候。研究发现，吃同样的一餐，如果在餐前30分钟先喝牛奶，然后再吃饭，能最有效地降低餐后血糖水平。当然，这里有个前提，是没有乳糖不耐受问题。假如确实空腹喝奶后胃肠不适或者对牛奶有不良反应，完全可以换成酸奶、豆浆等，也可以达到同样的效果。也可以晚餐减少三分之一食量，把牛奶当作夜宵，有利于睡眠质量。

3.可以将牛奶当水喝吗？

虽然每天多吃乳制品和豆制品等富含钙的食品对于预防肥胖有着重要的意义。

但需要注意的问题是：乳制品并非减肥药，它们能提供蛋白质，同时也能提供脂肪和碳水化合物，本身也含有一定能量，如果额外多饮用大量牛奶，同样可能引起体重增加。所以，并不建议将牛奶当水喝，如果增加奶类的数量，相应适量减少一点主食和肉类，保持能量不超标，也保证营养均衡。

减肥时最大的敌人正是"饥饿感"。牛奶减肥法是以时常摄取高钙、低能量、低糖指数的牛奶来达到预防饥饿感的减肥方法。牛奶维持饱腹感的效果相当好，因此受到了许多减肥者的喜爱，而乳糖不耐受的减肥者应选用酸奶或其他低乳糖奶制品（如舒化奶）进行代替。

第九节

水果减肥法

水果一向被认为是减肥食物，也是女性最喜欢的鲜美食材。不过，它们到底能不能帮助减肥，却是众说纷纭。各种水果帮助减肥的说法，比如柠檬能让人瘦身减肥、吃苹果能减肥、香蕉让人瘦腿等，一直都占据着女性相关媒体的版面。同时也有一些传说，比如"一个西瓜等于三碗饭""榴莲的能量超过大米饭"等。其实，从女性自己身边的经验就能发现，有些人吃水果之后瘦了，另一些人似乎不仅没有瘦，反而还增肥了。

先说说水果为什么有可能帮助人减肥？

水果的名字当中有个水字，它的水分含量通常会达到90%左右，这就意味着它的体积大而干物质含量比较低。同时，因为水灵灵的质地，它的脂肪含量一般也很低，通常在1%以下，甚至有的低达0.2%左右，除了榴莲和鳄梨（牛油果）；淀粉含量也很低，蛋白质含量又很少。绝大多数水果的主要能量来源是糖分，包括葡萄糖、果糖和蔗糖。只有榴莲、牛油果（鳄梨）和香蕉所含能量较高，超过土豆的水平，按同样重量比较，接近于熟的白米饭。大部分水果的糖含量也不算很高，一般在10%以内，而葡萄、枣、香蕉等含量高一些。比如说，苹果含糖量在8%～10%，100g苹果中的能量在50～60kcal。这个数值和牛奶差不多，比大米白面（100g中的能量为350kcal左右）、饼干蛋糕（100g中的能量在400～600kcal）要低得多。所以，如果用水果来替代诱人的饼干甜点，甚至替代一部分米饭馒头，那是相当有利于减肥的。

水果中还富含果胶等可溶性膳食纤维，溶解于水并可吸水膨胀，使粪便保持柔软状态，并能被肠道微生物酵解，促进益生菌大量繁殖，创造肠道的健康生态，预防便秘的发生。这些可溶性膳食纤维在胃肠道中像块海绵一样，还可以延缓食物的吸收和胃的排空，因此有餐后降低血糖、延长饱腹感的作用。

不过，即便是看似能量并不高的水果，如果吃过量，所谓积少成多，最后吃进去的能量也非常可观。比如西瓜，按10斤（1斤=500g）一个（中等大）的薄皮品种计算，去掉瓜皮和瓜子，含有3500g（7斤）左右的瓜瓤。比较甜的西瓜中含糖约8%，3500g瓜瓤便含有280g碳水化合物。白米饭1碗（含100g大米，加上煮饭的水分，约230g重）约含有75g碳水化合物。按这样计算，1个10斤的薄皮西瓜相当于4碗米饭。对大部分女性来说，一餐吃掉两碗米饭不容易，但在餐后一边看电视一边用勺子吃掉半个西瓜并不困难。因此，如果正常吃三餐食物，再加大量水果，那只能增肥，而不可能减肥。假如习惯于餐后吃水果的话，最好能够少吃几口饭菜，给水果留下一些"空位置"，就比较安心了。

要利用水果来帮助减肥，比较合理的方式是餐前先吃些水果提升血糖，预防过度饥饿，降低用餐的急迫感，容易控制食量。然后减少正餐主食，同时正常吃富含蛋白质的食物。也可以只在某一餐用水果替代正餐主食，但要适当补充奶类、蛋类或豆制品，以便保证每一餐都有蛋白质的充足供应。

水果减肥法的误区如下。

1.把水果当做主食

对一些在减肥的妹子来说，长期吃水果餐，或者其他食物大幅度减量，确实可以达到体重快速下降的目的。但是凡事有利必有弊，水果也会招来营养不良的麻烦。

2.水果皮都削掉

因为害怕农药残留，不少人都习惯把水果削皮再吃，但其实有些水果的果皮影响成分不输果肉。例如苹果皮，富含纤维、维生素C和维生素A。

3.果汁可以代替新鲜水果

鲜榨果汁是不少人心中的营养饮料，这与碳酸饮料相比当然优异很多。但果汁基本不含纤维，相比喝果汁，吃一整块水果更好。

第十节

茶减肥法

东方的茶，是不论东西方人都很喜欢的饮品之一。茶和茶提取物确实有减肥功效。此外，它还能帮助人体补充水分、补充抗氧化成分等。近来，由于搭上减肥热潮的关系，将茶的特性发挥到淋漓尽致的减肥方法也层出不穷，比如绿茶减肥法、普洱茶减肥法、乌龙茶减肥法等。那么，到底茶中有哪些成分可以帮助人们减肥？

① 咖啡因是从茶叶、咖啡豆中提炼出来的一种生物碱。咖啡因可以加速脂肪的代谢，转换为身体能量消耗掉，同时可以抑制脂肪的生成。红茶作为发酵茶的代表，其中咖啡因含量较高。

② 茶叶中富含茶多酚。我们熟悉的绿茶中的涩味，正是来源于茶多酚之一儿茶素这种物质，它也能促进体内多余脂肪分解，抑制脂肪合成酶的活性，减少脂肪的从头合成，从而表现出减肥功效。

③ 茶叶不含脂肪和蛋白质，产生的能量可忽略不计。

饮茶给人们带来如此全方位的脱俗体验——既可舒缓心灵之压力，又可减少身体之赘肉。餐前30分钟喝一杯水，包括淡茶水，能够很有效地缓解饥饿感，降低一餐当中的食量。单纯靠茶并不能直接减肥，如果真那么简单，岂不一个个身材都瘦了。喝茶的同时，必须搭配适当的运动以及健康的饮食习惯，三者一起，方能取得良好效果。

茶减肥法的误区如下。

1.茶叶越贵，减肥效果越好

既然茶叶的减肥有效成分是其中的茶多酚以及其中的咖啡因和茶碱，那么就要选择这些物质含量高的茶叶，而这些因素和价格无关。茶叶过浓的涩味往往被认为是不良风味，然而这意味着儿茶素含量较高，这正是减肥的有效成分之一。

2.喝淡茶就能对减肥有帮助

任何活性物质，都需要足够的剂量才能发挥健康效应。仅仅喝三两杯清香淡茶，是起不了减肥作用的。

3.晚上大量饮茶，以少睡觉的方式来减肥

对于咖啡因敏感的人来说，饮浓茶可能影响睡眠，因此在早晨和上午饮茶比较合适。减少睡眠并不能改善减肥效果，因为睡眠不足不仅会降低抵抗力，还会升高血糖，促进食欲，得不偿失。

第十一节

辣椒减肥法

一、辣椒减肥从何而来

近年来，辣椒在日本广受女性的青睐，特别是许多发胖的女性和担心发胖的少女更是趋之若鹜。日本医学专家认为，辣椒不仅是烹饪中不可少的调味佳品，同时还是一种营养价值很高的蔬菜。据测定，每100g辣椒中含198mg维生素C，居各种蔬菜之首。日本医学届曾有研究显示，食物中加入辣椒会提高人体的新陈代谢，从而加快能量的消耗，使体重减轻，达到减肥的效果。辣椒因此在日本、韩国等地掀起了一阵"减肥风"。基于对辣椒促进代谢的研究成果，英国于2009年上市了一款名为Capsiplex的营养补充剂，其主要成分为红辣椒及其提取物。

二、辣椒为什么能减肥

辣椒中发挥神奇减肥作用的主要成分是辣椒素。食用辣椒尤其是具有辛辣刺激性味道的红辣椒后给人一种产热、出汗、增加能量代谢的特点，就因为辣椒素进入人体后，可以促进神经传导物质乙酰胆碱和去甲肾上腺素的分泌，产生发汗、燃烧脂肪效应。

营养性肥胖人群之所以肥胖，与食欲过强有直接的关系，人吃辣椒后食欲减弱，进食量便会减少，减肥也就容易一些。这是因为辣椒素可抑制胃酸的分泌，减弱胃动力，从而减弱胃的消化能力，增加饱腹感的时间，因此食欲也会减弱。

三、辣椒减肥的误区

尽管辣椒被认为是控制肥胖的一个潜在工具，食用辣椒也有预防肥胖发生的作用，然而许多人对辣椒减肥仍存在一定的误区，不是光靠每天食用辣椒就能起到减

脂的效果。对辣椒减肥法掌握不当可能弄巧成拙，对身体造成伤害。常见误区如下。

1.食用辣椒越多效果越好

辣椒素使口腔及胃部产生的灼热和刺痛感并不能被所有人群接受。过量食用辣椒会导致刺激和疼痛出现，不仅会对人的味觉神经造成损害，而且还会刺激胃肠道使其充血受损。因此，对辣椒的食用应量力而行，适可而止。

2.越辣减肥效果越好

辣椒的减肥作用与其辣度是否有关，目前还没有确切的报道。然而吃辣椒时辣椒越辣出汗量越多是事实。尽管如此，并不能抵消放了辣椒的菜品里原本的能量，而单吃辣椒也是不推荐的。

3.用辣椒代替一日三餐

辣椒等蔬菜中几乎不含碳水化合物、蛋白质和脂肪，无法满足人体一天的能量来源和营养需求，很容易导致机体免疫力降低和胃肠道不适，对健康有害无益。

4.任何体质都适合辣椒减肥

不同人对辣椒的辛辣刺激耐受程度不同。另外，大剂量的辣椒素类物质对胃肠道有一定的毒副作用。因此，不应该盲目追求减肥效果而食用辣椒，特别是胃肠道功能不好的人群更不适宜这样的减肥方法。

养生小贴士

食用辣椒时，应注意多喝水。

第十二节

喝水减肥法

水是人体重要的组成部分，具备多种生理调节作用。长久以来，民间传统与日常经验提示喝水能够促进体重减轻，但缺乏科学依据。日前喝水减肥的说法开始流行起来，网络上关于喝水减肥的道理与方法五花八门，但都未经过科学实验证实。纯净水中不含任何能量，即使喝到肚子撑，也还是0cal。多数人更愿意去相信这样一种几无副作用、简单且不花钱的减肥方式。那么我们真的光靠喝水就能减轻体重吗？

一、何为喝水减肥

喝水减肥，顾名思义，是通过喝水的方式到达减肥的目的，以增加饮水量和调整饮水的时间为主要方法。《美国临床营养学》刊登的一项新研究发现，喝水减肥纯属误传，没有科学道理。近年来，有少量的临床试验研究报道，餐前饮水有助于加速体重调整，是一种有效的减肥策略。这些研究结果被受众直接定义为喝水能够减肥，水的生理功能被夸大化，以及一些文章标题的不严谨导致了文字上对大众的误导。

二、喝水减肥的真相

水是生命之源。健康人不进食任何食物，只供给水分，可以维持生命1个月，但若不喝水，只能生存1周左右。水是构成细胞和体液的重要组成部分，人体中水分占体重的65%～70%，构成人体内环境，许多物质代谢及生理过程如消化、呼吸、分泌、排泄等都必须在水环境中进行。人体离不开水，一旦失去体内水分的10%，生理功能将发生严重紊乱，失去20%以上的水分，就会很快死亡。人体喝水不足时，会影响身体的消化和新陈代谢，导致体内毒素增加、代谢产物潴留等，并引起一系列健康问题。

水的生理功能使得其对机体的重要性毋庸置疑。喝水的饱腹感会影响正常的食量，占据了胃内的空间，吃饭就吃得少了。而实际上，因此说喝水能减肥是没有道理的。美国亚拉巴马大学营养学家贝丝·基钦博士完成的最新研究发现，大量喝水并非减肥的关键。尽管喝水可以暂时产生饱腹感，但饥饿感的产生并非仅仅来自胃部，血糖浓度的高低以及视觉和嗅觉也可以刺激食欲。

喝水减少饥饿感，只意味着减肥者摄入更少的能量，但核心还在于控制饮食。

然而，对于正在减肥的人们，医学专家仍建议应注意多喝水。美国亚利桑那州的一位肥胖病专科医生说："摄入适量的水是减轻体重的关键。"这是因为饮用足够的水，能帮助身体脂肪更好地代谢，肝肾也能更好地发挥各自的作用，维持机体正常的新陈代谢。尽管如此，水并不能直接"燃烧"脂肪，身体并不会因为水量多而使体重减轻，相反某些减肥机构甚至可能利用脱水方法来造成快速"减肥"的假象，忽悠胖友们。

有些人采取限制主食和肉类、只喝水的极端方法减肥，这种本质和断食差不多，只是限制食物能量摄入以达到减肥目的，并非水在起作用。

三、放弃幻想正常喝水吧

健康成人一天消耗2500mL左右的水。除了饮食中和体内物质氧化生成的水，每日饮水1200mL便能满足机体的正常需求。高温或强体力劳动下，应适当增加饮水量。日常中饮用除纯净水、白开水等饮料时，要注意有些含糖饮料中所含能量仍然很高。

第十三节

碱性减肥法

碱性减肥，顾名思义，是通过调节人体酸碱度（用pH值表示）控制酸性食物的减肥方法。

一、酸碱状态与人体健康

正常情况下，机体在代谢过程中会不断地产生酸性和碱性物质，但是机体有强大的缓冲系统，在自我调节中维持着自身的酸碱平衡，将体液的pH值稳定在一个很小的范围内，保持机体的健康状态。在某些原因作用下，通常是由于疾病导致机体酸碱负荷过度、严重不足或酸碱调节机制发生障碍，使体液的酸碱稳定性被破坏，发生酸碱平衡紊乱。简单划分包括呼吸性酸（或碱）中毒和代谢性酸（或碱）中毒，临床上一般都是混合性，比较复杂，严重创伤、大型手术、各种系统疾病对于水电解质、酸碱平衡是要认真关注的，必要时会动脉采血检测，紊乱时需要药物治疗，不是您短期内吃点什么就能调节的。

二、从酸碱体质到酸碱性食物

实际上医学上并没有"酸碱体质"之类的定义，"酸性体质"更像是一个商家为推销产品而推出的"伪概念"。人体的不同体液pH值也有所不同，比如胃液就是强酸性的。在此基础上，又有所谓"酸碱性食物"的说法，最广为流传的谣言莫过于"男性多吃碱性食物、女性多吃酸性食物有助于生儿子"了，实际上，人体是个复杂而具有自我调节能力的系统。以血液为例，其中含有碳酸氢盐、磷酸盐、血浆蛋白、血红蛋白和氧合血红蛋白等几大缓冲系统，只要不超过这些化合物的缓冲能力，血液的pH值会始终在一个极小的范围内波动。一旦人体血液pH值低于7.35，会发生酸中毒，而pH值高于7.45则会碱中毒。无论酸中毒或者碱中毒，都预示着身体器官出了严重的问题，甚至会有生命危险，必须立刻接受正规的治疗，绝不可能靠吃些普通食物就能力挽"酸碱失衡"的狂澜。但这个提法由于道理浅显易懂，而且暗含了平衡饮食的概念，对照生活很多实际经验也有一定的说服力，所以至今还有不少人都深信不疑，我们暂且搁置这些争议，从它的优点出发来看看它对减肥有没有什么帮助。

1. "碱性食物"

什么是"碱性食物"？凡食物中所含的钙、钾、镁等元素的总量较多，在体内经过代谢，最终产生的无机盐呈碱性的，即为成碱性食物。

"碱性食物"包括各种蔬菜、水果、豆类、奶类及部分坚果如杏仁、栗子等。

具有代表性的"碱性食物"：牛奶、红薯、洋葱、西红柿、黄瓜、萝卜、菠菜、海带、紫菜、葡萄、柿子、无花果、茶、咖啡等属于强碱性食品；土豆、豆腐、茄子、南瓜、香菇、卷心菜、油菜、苹果、梨、樱桃、香蕉属于弱碱性食品。

2. "酸性食物"

那"酸性食物"又是什么呢？凡食物中所含的氯、硫、磷元素较多，在体内经过代谢，最终产生的无机盐呈酸性的，即为成酸性食物。

"酸性食物"一般是俗称的"油腻"、"荤腥"的食物，包括各种禽畜肉类、鱼虾、蛋类、谷类和部分坚果如花生、核桃等。

具有代表性的"酸性食物"：红肉类（牛肉、羊肉、猪肉等）、鸡肉、金枪鱼、比目鱼、牡蛎、奶酪、米、面粉、面包、酒类、花生、糖、饼干、白糖等属于强酸性食品；火腿、鸡蛋、龙虾、章鱼、鱿鱼、荞麦、奶油、豌豆、鳗鱼、淡水鱼、巧克力、空心粉、炸豆腐等属于弱酸性食品。

3. "酸碱性食物"对人体的影响

从上述内容中可以看到，一般"酸性食物"的能量、脂肪等都较高，过多摄入"酸性食物"可导致富贵病的产生，如肥胖、高血压、冠心病、糖尿病等，这些慢性病与肥胖紧密相关。某些"酸性食物"在人体中产生大量的乳酸、丙酮酸等中间产物，使机体呈酸过剩状态，体内的钙、镁等碱性物质就会因为参加中和作用而导致钙不足，出现骨质疏松、血压调节机制紊乱等问题。所以针对这些问题，"碱性食物"减肥似乎非常对症！

但是，"酸性食物"不是恶棍，"碱性食物"也不是多多益善。过于依赖碱性食物摄入大量的果蔬，不能满足人体对蛋白质的需求，同时还会缺乏某些肉类等酸性食物中含量较丰富的微量元素，如维生素A、维生素E等。

养生小贴士

没有任何一种单一的食物能够全面满足人体对营养的需求。所以在日常膳食中，应注意食物多样化，碱性食物和酸性食物保持一定的比例。只有这样才能达到营养均衡的目标。

三、"碱性减肥"的核心

现代生活中人们的物质水平提高了，膳食结构也逐渐朝着西方高能量、高脂肪、高碳水化合物和低膳食纤维的模式转变，加上中国丰富的烹饪方式，大鱼大肉、重口味的吃法越来越普遍，摄入了大量的酸性食物，营养相关慢性病的发病率也不断上升。因此，"碱性减肥法"就是针对现代人生活中不合理的膳食模式提出的。一般"酸性食物"和"碱性食物"的摄入比例建议为4：6，进行减肥时，可以适当提高果蔬等碱性食物的比例，降低肉类、谷类等高脂高糖的酸性食物的摄入。提倡荤素搭配、食物多样化，减少油炸、煎烤等油腻的加工方式，适量摄入调味料，不偏食、不挑食，才能满足人体对全面营养的需要，对体重控制起到良好的帮助作用。

养生小贴士　　任何食疗减肥法都不是药品，都有不科学之处，不能生搬硬套，使用前请遵从医师指导，这里只是做一个客观详细介绍。只有通过正确的饮食原则和合理搭配，实现营养均衡，才能减少肥胖风险，并帮助控制体重。

第十四节

巧克力减肥法

通常女性一提起巧克力，总是又爱又恨。人们的观念里习惯性地认为，巧克力含有极高的能量，易导致肥胖。这使得诸多喜欢巧克力却又想要减肥瘦身的女性望而却步。

然而近几年，有关"黑巧克力可以帮助减肥"的说法逐渐流行起来，现代科学的研究成果发现巧克力中的可可碱、咖啡因等成分有助于人体健康，常吃巧克力可以帮助改善机体代谢，保持健康。这对于那些爱美、想要瘦身却又难以抵制巧克力诱惑的人来说，无疑是一个巨大的好消息。那么事实真是如此吗？

一、巧克力的是是非非

巧克力的脂肪含量较高，不同种类巧克力每100g的脂肪含量为24 ～ 35g，其中60%左右为饱和脂肪酸。因此，长时间以来人们将巧克力当作肥胖的罪魁祸首之一。

但美国加利福尼亚大学圣迭戈分校的研究发现，吃巧克力频度高的人体质指数（BMI）更低。这可能要从巧克力的成分及其对健康的作用说起。

二、巧克力中隐藏的秘密

巧克力是以可可豆为原料，而可可豆中含有类黄酮等多酚类化合物，这种物质有调节血脂、保护心血管系统的功能。含有咖啡因和可可碱有助于加快血液循环，促进新陈代谢，提高注意力。它们还具有增强兴奋的作用，可可中含的苯乙胺被认为是产生恋爱般愉悦感的原因。咖啡因还有抑制食欲的作用。适量食用巧克力可以增加饱腹感，控制食物摄入量。

可见，食用巧克力并不是肥胖的罪魁祸首，吃对了反而可能帮助控制体重。

养生小贴士　　任何一种减肥法，首先是控制总能量摄入。巧克力是高密度能量的食物，如果想通过巧克力减肥，一定要注意减少主食摄入量，减少烹饪油，控制一天的总能量和总脂肪。

三、巧克力应该怎么吃

巧克力中主要成分是可可，而对人体健康有益的物质主要在可可中。市面上的巧克力中，以黑巧克力的可可含量最高，纤维素含量也较高，糖和脂肪含量较低。专家建议，要食用可可含量70%以上的黑巧克力，且每天限制在50g左右，才对减肥有效果。

养生小贴士　　根据中国市场对黑巧克力成分的标准，只要可可脂含量不低于18%，其他可可脂替代品不超过5%即可。因此在购买时，一定要注意食品成分表上可可含量（包括可可脂和可可粉）大于70%的黑巧克力，才有效果。

值得注意的是，由于巧克力有控制食欲的作用，所以尽量在饭前吃。同时应多吃蔬菜，帮助增强胃肠道的消化功能，但尽量避免和牛奶一起食用。运用富含可可的黑巧克力进行减肥，几乎是所有食物减肥法中最健康和营养的一种，既不会出现身体不适，还对心脑血管疾病有很好的保护作用，也容易被大众接受。

第十五节

咖啡减肥法

说到咖啡，人们再熟悉不过。咖啡和茶一样，是提神醒脑的饮品。咖啡提神的作用主要依靠其所含的咖啡因成分。而咖啡到底能不能帮助减肥呢？

一、咖啡因的神秘面纱

咖啡因除了能刺激脑部的中枢神经系统，使人精神振奋，还能提高人体能量消耗的速率。

1.增加脂肪分解代谢

咖啡因可参与脂肪的氧化代谢途径，加速脂肪分解和导致能量消耗。

2.抑制脂肪的合成

咖啡因在抑制脂肪摄取方面存在潜在的作用。

3.改善血脂代谢

咖啡因能通过提高血清高密度脂蛋白胆固醇水平，降低甘油三酯、总胆固醇和低密度脂蛋白胆固醇水平，改善血脂情况。另有研究提示咖啡因摄入量多使瘦素含量升高。

4.减少肝脏脂肪堆积

咖啡因可以抑制肝脏脂质堆积，降低脂肪肝的发生风险。

5.利尿作用

咖啡因有利尿的作用，在一定程度上可以提高排尿量，及时地排出身体多余的水分。

二、咖啡，您喝对了吗

如此说来，咖啡确实具有帮助减肥的潜在功效，但为什么许多人喝了咖啡后体重还是没有变化，甚至长期喝咖啡还会导致发胖呢？这是因为，同巧克力一样，咖啡中除了有益减肥的成分，还有许多人工添加的成分，如白砂糖和奶精等，添加的成分越多，咖啡所含的能量就越多，过量饮用会造成能量摄入过多。而黑咖啡是不添加任何外来原料的咖啡，其本身所含的能量很低。

養生小贴士　　无论是提神或减脂，咖啡因无疑发挥了重要作用，咖啡中的其他成分也有一定的辅助效果。但是，咖啡饮品中往往还添加了糖和奶精等。因此想要通过咖啡减肥，除了要"黑"一点，还要注意咖啡摄入量及浓度。

但要注意，每日咖啡的适宜饮用量与每个人对咖啡因的耐受程度有关，普通人一天喝两杯咖啡足以提神，再多则可能影响睡眠。对于胃肠道功能不佳尤其是有胃食管反流症的患者，常喝咖啡可能造成夜间睡眠时反酸恶心，影响病情。如果要利用喝咖啡减肥，除了不能过量，还要结合肥胖病因，配合膳食和运动疗法。对于便秘患者，适量搭配喝咖啡能提升新陈代谢，促进肠蠕动。但对于有溃疡、失眠或心脏问题者，并不适合咖啡减肥法。

第十六节

酵素减肥法

近年来风靡的"酵素"成了减肥届的大明星。流行的说法是酵素能够促进新陈代谢和身体毒素的排出，通过改善易胖体质达到减轻体重的目标，从"根本"上进行减肥，而不是光减掉已有脂肪。酵素减肥是以3～7天为一疗程的短期减肥，且食用方便，无需节食、断食和特别运动，因而备受人们特别是女性朋友的关注。食用酵素的人越来越多，酵素产品的原理和效果说明被写得神乎其神，甚至声称可以提高免疫力、预防癌症等。然而事实真的如市面上盛传的那么神奇吗？让我们先来了解一下酵素到底是什么。

一、酵素是什么

"酵素"字面意思是"酵之要素",是酶的旧称。其本质是一种消化酶,在日本和中国台湾地区称为"酵素"。目前流行的"酵素"一词实际上还包含了酶及其产酶微生物和相关调节因子。

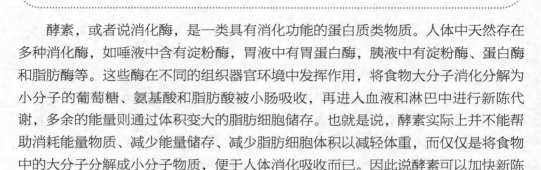

"酵素"真面目——其实就是酶。

酵素,或者说消化酶,是一类具有消化功能的蛋白质类物质。人体中天然存在多种消化酶,如唾液中含有淀粉酶,胃液中有胃蛋白酶,胰液中有淀粉酶、蛋白酶和脂肪酶等。这些酶在不同的组织器官环境中发挥作用,将食物大分子消化分解为小分子的葡萄糖、氨基酸和脂肪酸被小肠吸收,再进入血液和淋巴中进行新陈代谢,多余的能量则通过体积变大的脂肪细胞储存。也就是说,酵素实际上并不能帮助消耗能量物质、减少能量储存、减少脂肪细胞体积以减轻体重,而仅仅是将食物中的大分子分解成小分子物质,便于人体消化吸收而已。因此说酵素可以加快新陈代谢、促进脂肪分解等而帮助减肥并没有科学依据,可能是其中添加的其他成分的作用。比如纤维酵素的排毒作用,也是其中的纤维素发挥促进肠蠕动的作用。

然而,除了认识到酵素的真实身份外,还应意识到,即使是消化作用,也不一定能在人体发挥出来。人体的酶有百千万种,在体内发挥不同的作用。不同的酶存在于体内不同的组织细胞中,是在特定的环境条件下经过复杂的化学反应对外来的食物大分子产生作用。酵素作为蛋白质进入人体后,经过强酸性的胃液、碱性的胰液等作用后还剩多少,是否已经被分解为小分子的多肽,或者受到pH值、温度等影响而失活,可能已失去了其原本的作用,又何谈减肥呢。

"酵素"的真正作用——促进大分子食物的消化吸收。酶不是"吃"出来的,通过饮食摄入的酵素,到底有多少在体内发挥消化作用并不得而知。

二、酵素对健康的影响

据不完全统计，目前"酵素"食品和饮料在日本有近百个品种品牌，每年有超过千万人食用。不同品种的酵素中添加了不同的营养素成分，适合不同需求的人群食用。因为酵素本身的主要成分为消化酶，也有人利用天然食物自制酵素，如将水果发酵后制成的"水果酵素"等。酵素确实对健康有一定的益处，然而不管是市面上销售的酵素产品还是自制的酵素，其实际上是一种营养补充剂。有些年轻人由于"快餐式"生活方式及饮食不均衡，蔬菜摄入不足，以及一些年纪较大、消化功能不好的老年人，可以适当补充酵素。

三、酵素减肥的误区

1.酵素的营养价值相当高

不可否认，经过发酵后某些营养物质更容易被人体吸收，或者可能生成某些新的对健康有益的物质，但是总体的健康效应绝对不会比发酵前的新鲜食物好。

2.酵素能够治疗疾病

不好意思，这点真的没有可靠证据。

3.感觉吃了酵素后真的有效果

专家分析，这种感觉可能有几种原因。

① 安慰剂效应。就是人们相信某种产品有效，这种自我安慰确实会产生一些疗效，在许多临床试验中已经证实。

② 自我调整。人们在食用酵素后，会根据产品说明或者不自觉地调整生活方式，比如减少正常的饮食摄入量、更健康的作息时间等。

③ 人工添加物。某些酵素产品中可能加入了一些其他物质，比如促进排便、提高神经兴奋性等。

总之，我们应该正确看待市面上流传的各种减肥方法，真正认识肥胖的成因。不管哪种糊里花哨的所谓"××燃烧脂肪"的神奇减肥法，核心都是平衡饮食和规律运动。

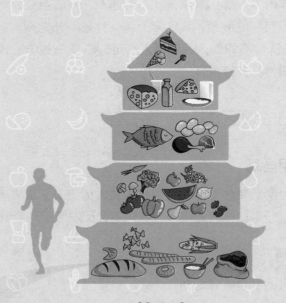

第六章

运动减肥，看上去很美

第一节
运动的概念和分类

《黄帝内经》中说："饮食有节，起居有常，不妄劳作"。我们的祖先早在西汉时期就认识到了科学饮食、良好的生活习惯及适量运动对维持身体健康的重要性。《中国居民膳食指南（2016）》中推荐"吃动平衡，健康体重"，即食不过量，天天运动，保持健康体重。

一、什么是运动

运动，在《运动医学百科全书》中被定义为"任何和所有有骨骼肌肌力产生的身体活动"。简单说来，其实在身体活动中，有计划、有意识地以维持或提高体力为目的而进行的活动就是运动，一般可以理解为健身运动或体育锻炼。

生活活动，是指在身体活动中除运动以外的活动，包括职业相关的活动、洗衣服、做饭、站立等。

二、运动的分类

1. 按日常活动分

① 职业性身体活动。打电脑、整理文件等都属于职业性身体活动。

② 交通往来身体活动。步行、上下楼梯、骑车等均属于交通往来身体活动。

③ 家务性身体活动。洗衣服、扫地、刷碗等都是家务性的身体活动。

④ 运动锻炼身体活动。如慢跑、快走，游泳、跳绳等都是运动锻炼身体活动。

运动也好，生活活动也好，只要动起来就好。

2.按能量代谢分

① 有氧运动。又称耐力运动，是指躯干、四肢等大肌肉群参与为主的、有节律、时间较长、能够维持一个稳定状态的身体活动，这类活动形式需要氧气参与能量供应，以有氧代谢为主要途径的运动方式。在运动过程中，人体吸入的氧气与需求相等，达到生理上的平衡状态，其特点就是强度低、有节奏并可持续时间长。如慢跑、游泳、登山等。

② 无氧运动。无氧运动是指以无氧代谢为主要供能途径的身体活动形式，一般为肌肉的强力收缩活动，因此不能维持一个稳定的状态。运动中用力肌群的能量主要需无氧酵解供应。肌肉在"缺氧"的状态下高速剧烈的运动。无氧运动大部分是负荷强度高、瞬间性强的运动，所以很难持续长时间，而且疲劳消除的时间也较长，如举重、百米冲刺、摔跤等。

养生小贴士　　无氧运动相较于有氧运动而言，在运动过程中身体的新陈代谢是加速的，加速的代谢也需要消耗更多的能量。但因无氧运动持续时间较短而有氧运动可以持续很长时间，因此如若活动量相同则效果也是相同的。

三、按生理功能和运动方式分

① 关节柔韧性活动。指的是一系列关节运动，柔韧性由控制关节的肌肉情况而定。如果肌肉太过紧张，关节就不能全方面活动。此类运动便可以起到拉伸肌肉改善柔韧性的作用。如各种拉伸练习、肩部环绕练习、摆胯及绕胯练习等。

② 抗阻力活动。又称抗阻力训练，是一种对抗阻力的运动。主要目的是训练人体的肌肉，传统的抗阻力训练有俯卧撑、哑铃、杠铃等。

③ 身体平衡和协调性练习。是指可以练习人体平衡和协调性，改善肌肉的协调性和柔韧性的练习。如传统瑜伽、太极、普拉提等的身心训练项目都可以起到这种作用。

现今，由于生活方式的改变，人们的身体活动减少，心理压力增加，进食量也相对增加，这使我国超重和肥胖、心血管疾病、糖尿病和某些肿瘤的发病率正在逐年增加。运动不仅有助于保持健康体重，还能够降低生活方式疾病的发生率，不仅如此还有助于调节心理平衡，有效消除压力，缓解抑郁症及焦虑症状，改善睡眠。因此建议养成天天运动的习惯。

第二节
运动减肥的优势和益处

肥胖，归根结底就是摄入的能量大于消耗的能量，您存了太多钱（能量）在身体银行当中，堆积了太多黄金（脂肪）的缘故。那么就是要保持开销大于存储的状态，方能达到减肥的效果。运动减肥考验的是一个人的毅力，而非身体，因此很多人浅尝辄止而难以为继，宁愿选择更容易的减肥方法。但运动减肥恐怕才是最健康经济的减肥方式，它具有无与伦比的优势。

① 促进脂肪代谢，减少多余脂肪并防止反弹。运动时保证人体代谢过程旺盛的重要因素。《吕氏春秋·尽数篇》说："流水不腐，户枢不蠹。形气亦然，形不动则精不流。精不流则气郁"。运动能恢复对新陈代谢的调节，刺激机体机能，消耗多余脂肪，进而促进脂肪的代谢。肌肉的运动，使肌肉对血液中的游离脂肪酸和葡萄糖利用率增高，使脂肪细胞缩小变瘦，从而达到减脂作用。另外多余的糖被消耗，不能再转化为脂肪作为存款。

② 可预防已明确的生活习惯疾病。活跃的身体活动增加能量的消耗，从而改善了身体机能，增加胰岛素敏感性，促进了糖和脂质的代谢，使内脏脂肪得以减少。随着血糖值、脂质异常和血压的改善，从而达到预防生活习惯病的目的。有氧运动还可以增加骨骼密度，无氧运动可以增加韧带、肌腱的力量，防止多种骨关节损伤并降低骨质疏松发生的危险性。

③ 增强人体免疫力，提高抗病能力。

④ 改善睡眠质量，调节脑神经。

⑤ 改善心理状态，缓解精神压力，避免抑郁症的发生。

⑥ 促进胃肠蠕动，改善便秘。胃肠是人体消化食物和吸收养分的主要器官，坚持运动可以促进胃肠蠕动，促进胃肠血液循环，促进消化腺分泌。

⑦ 护肤美容、延缓衰老。人体本就较为复杂，一个简单的行为可能就会得到整体的改善。就像运动，通过长期的运动可以提高自身的耐力，减少身体脂肪，提高肌肉含量，调节脂肪和肌肉的比例，调整自身气质。促进了睡眠，也可以对神经系统有一定改善，头脑可以更清明，由此对我们的日常生活都是有益的，可谓是一

举数得。因此可见，选择运动瘦身不仅可以达到减肥的目的还可以促进健康，延年益寿和提高生活质量，何乐而不为呢？

第三节

运动非乱动，自欺不成功

随着人们健康意识的增强，越来越多的人加入到锻炼身体、运动减重的队伍。人们常常认为，只要运动了，就肯定会有健身的作用。殊不知，有些人由于对运动性质、自身生理阶段和安全锻炼缺乏了解，或对运动存在错误的认识，长期坚持错误的运动习惯和动作，不仅很难达到预期效果，反而会对身体有害。要知道运动非乱动，自己欺骗、安慰自己"只要动了就行"，减肥也没那么容易成功。运动中我们可能存在哪些自以为是的问题呢？

一、出汗越多，减重效果越好

锻炼时出不出汗同是否消耗脂肪没有关系，出不出汗不能用来衡量运动是否有效。因为每个人的汗腺各有不相同，可分为活跃性和保守型两种，有人是前者，有人是后者，这取决于遗传。而对于出汗越多减重越快的说法，专家表示出汗是散发能量和降低体温的方式之一。流汗所消耗的是体内的水分、盐分和矿物质，而不是脂肪。也许有些人曾发现有的时候一次锻炼后体重有所减轻，但这只是体内水分丢失造成的暂时现象。而一旦在运动中科学补水，体重也会随之恢复。

二、运动强度越大，运动越剧烈，运动时间越长，减肥效果越好

提倡运动减肥、绿色减肥，并不意味着运动量大，强度越大，运动时间越长的减肥效果就会越好。事实上，随着运动强度的增大，脂肪消耗的比例反而相应减小。当运动接近最大强度时，脂肪供能比例只占15%。

三、负重锻炼效果更好

许多锻炼人士在手腕、脚踝上带着一定分量的负重物在进行锻炼以便消耗更多的脂肪。但是应该注意的是，过量的负重可能会造成肌肉和关节的损伤以及肢

体的畸形。

四、偶尔锻炼一次就要有一次的效果

健身的效果主要是锻炼痕迹不断积累的结果。所谓锻炼痕迹，就是运动后留在健身者机体上的良性刺激。若健身时间间隔过长，在锻炼痕迹消失后才又进行锻炼，每一次锻炼都等于从头开始。偶尔的运动无异于身体的暴饮暴食。

五、只要多运动，不用控制饮食，便可达到减肥的目的

这种做法只能做到能量的入出平衡或不增加肥胖，其实常喝甜饮料、吃糕点、干果，尤其能榨油的干果和能量高的食品，就能将您辛辛苦苦的运动成果化为乌有。因此，想获得持久的减肥效果，除了运动外，合理的饮食是必不可少的。

六、体重代表一切

体重只是个宏观数据，只有脂肪百分比降低，身体肌肉比例上升，才说明体质改善了。

七、有氧运动是减重的唯一方法

有氧运动并不是最好的燃脂方式，但对心脏和增强耐力有益。事实上有氧运动能达到消耗能量的目的但却不能长时间的提高新陈代谢率，力量训练可以增加肌肉的总量从而使新陈代谢率得到提高。因此，有氧运动与力量训练结合进行才是将体脂控制在理想水平的最好方法。

八、运动要连续，带病也要坚持锻炼

这是一种很危险的错误概念。身体如果不舒服就应暂时停止运动或减少运动量，否则会加重病情，延长病期。且如果是出现眩晕、胸闷、胸痛、气短等症状，应立即停止一切活动，必要时及时呼叫急救车，切忌硬撑。

九、盲目运动，适合别人也适合自己

从实际出发，健身也是如此，只有尊重个人爱好，选择适合自己的健身方式，

使得整个运动过程充满愉悦且可以很好地坚持下去，才能达到减重的目的。否则只能事与愿违，事倍功半。因此，必须在专业人员的指导下循序渐进地科学锻炼。

十、运动停止体重会"反弹"

其实"反弹"的罪魁祸首是不科学的饮食。运动锻炼所消耗的脂肪主要由两部分组成，以前蓄积的脂肪和训练同期摄入多余能量蓄积的脂肪。体重反弹是停止训练后不注意自身饮食的科学调配，摄入过量的食物，造成多余能量重新转化为脂肪，蓄积在体内的结果。

总之要想减肥必需健康减重，科学减脂。每个人，由于年龄不同、性别不同、身体素质不同，在锻炼时就应有所区别，因此应该拥有属于个人的运动处方，有目的、有选择、有节制地进行锻炼。我们要摒弃错误观念，避开运动误区，健康科学有效地进行体育锻炼，减肥就不再是难题！

第四节

微微一"动"不倾城

坚持有效地运动锻炼不仅能够合理控制体重，同时它对健康的促进作用已也得到广泛认可。那么如何运动才能达到您的减肥目标，只要动就行了？微微一"动"就能达到您的健康需求，让您真正瘦下来变得美丽动人吗？

一、少量活动不减肥

人体消耗能量＝人体基础代谢率需要的基本能量＋人体活动所需要的能量＋消化食物所需要的能量。

基础代谢和食物消化所需能量都是相对固定和有限的，身体活动是最容易进行调节变化的。

人在安静休息状态下耗能很少，而任何高于这种安静状态的耗能都可以称为身体活动，通常是指由于骨骼肌收缩产生的机体能量消耗增加的活动。生活活动和运动锻炼都被称为身体活动，生活活动是指排除"运动锻炼"以外的任何身体活动，包括日常生活和工作、交通中所完成的动作，如走路、开车、洗衣服、收拾房间、做饭、购物、用电脑、搬东西等。随着现代社会自动化程度的提高，生活活动中的活动量和时间大幅减少，这是现代人肥胖增加的一个重要原因，这也反映出消耗量严重不足的结果。简单的动动手臂、晃晃头、散散步这样的活动是远远不能满足的，必须要有大肌肉群的参与，心跳、呼吸加快、循环血液增加、身体产热流汗、体内三大物质代谢增加，才能显著提高能量消耗。有计划、有意识的科学锻炼是增强体质、减肥瘦身、健美身材的最佳方法。

二、加量才能减脂肪

通过运动锻炼增加肌肉、减少脂肪是科学健康的运动减肥概念，如何消耗脂肪才是减少体重的关键。

我们人体能量消耗如同汽车一样，汽车运动消耗汽油，而我们人体活动时消耗的是我们体内提供能量的物质如糖、脂肪、蛋白质。体内脂肪细胞的代谢过程是一个非常活跃、从不间断的循环过程。运动时脂肪动员由神经、内分泌系统调节，脂肪在运动时的供能作用，决定于运动强度、运动时间。短时间运动，无论运动强度大小如何，机体主要依靠储藏在肌肉和内脏中的糖原获能，脂肪消耗不明显。超过20分钟以上的长时间运动，随运动时间延长，脂肪供能比例逐渐增加，最多可占总消耗能量的70%～90%。

有氧运动强度较低、有节奏、可持续的时间较长，是以氧代谢为主的耐力运动如慢跑、游泳、骑车、跳舞、快走、跳绳、爬山等。有氧运动持续进行30分钟以上，达到维持中等强度运动，中等强度＝最大心率（220-年龄）的60%～75%，脂肪消耗逐渐增加，是减肥者的首选。而无氧运动以无氧代谢为主，一般为肌肉的强力收缩活动，主要消耗糖类来供能，无氧运动主要是针对肌肉训练，让身体肌肉线条更柔美，能提高人体基础代谢率如短跑冲刺、举重、哑铃等。两种运动并非绝对分开，对于减肥健身是可以相互促进的。

三、合理计划需坚持

运动减肥健身是一个长期工程，需天长日久，贵在坚持，让运动成为一种习惯，并没有什么速成班或者秘籍。

① 客观评价健康状况，制定减肥目标，目标一定不要过高，持之以恒更重要，快速减肥并非科学，极易反弹。

② 为督促自己可以写减肥日记，每日记录减肥状况，可告知亲人和朋友，以便监督。可请专业人士制定减肥运动处方，科学、合理安排减肥计划。

③ 制定减肥食谱，严格控制饮食。

④ 结合个人兴趣和自身条选择可能长期坚持的运动形式，一定要量力而行，循序渐进，防止运动损伤。

⑤ 根据有氧运动的规律，规划好运动强度和时间，合理配合无氧运动。全身性有氧运动每天坚持30分钟以上，每周2～3次力量肌肉锻炼，每月1～2次户外兴趣活动。

⑥ 有序规划运动时间，没时间可以把运动融入到日常生活和工作中，多站少坐、多动少静，让身体积极活动起来，多做令您呼吸变快、心跳加速的活动，无论家务劳动、休闲、工作中，提高身体主动性活动，见缝插针，让运动成为您生活的一部分。坚持有效运动一定能够使您重获自信的身材，微微一笑很倾城。

第五节
运动监测和评估

适当运动有利于减肥健身、过量运动会导致身体损伤，运动减肥如何才能达到最佳效果？如何让运动强度和负荷保持在一个合理的范围内？运动方法和手段与减肥效果是否合理，科学的监测评估手段是必不可少的。对于减肥运动者进行合理地监测、评估，既可以达到最佳锻炼瘦身目的，又能保障运动安全，防止身体损伤。

运动锻炼项目和目标不同，监测、评估采取的指标也不完全相同，主要都是通过设备、仪器、主观感受等手段，对身体部分生理、生化指标和自觉症状进行客观评测。对于运动减肥者来说中等强度的有氧运动为最佳选择，如何准确地判断有氧运动的强度和负荷呢？日常最佳监测、评估手段就是心率，心率是评价运动强度的重要指标，心率监测能快速反映出运动者的身体信息，观察到运动时心律的变化情况，并且经济、安全、无创、准确，是当今普通运动者减肥、健身、运动检测评估最方便、有效的方法。

心率是指单位时间内心脏搏动的次数，用心率评估运动负荷，首先需要了解最大心率（HRmax），最大心率可以去专业的医疗或体育机构进行测量，普通运动减肥者一般推荐公式计算方法，简便、易行、比较容易掌握并且较为准确。

最大心率=220-年龄，更精准的计算最大心率=206.9-0.67×年龄。

最大心率与运动程度密切相关，在最大心率90%以下的时候，运动强度和心率是线性增长，也就是运动强度增加，最大心率也随之增加。通过心率，能很好地监测运动情况，判断运动强度和持续时间，当心率过高时，身体就存在较大危险。

有氧运动时心率区间在110 ~ 150次/分之间波动，才能有效达到运动锻炼消耗脂肪的效果。

靶心率（THR），是指通过有氧运动提高心血管循环系统机能，并有效而安全的运动心率，也称为运动适宜心率点。

靶心率的计算公式：[（220-年龄）-静态心率]×（60% ~ 80%）+静态心率。

有氧运动心率有一个特定的范围，一般是最大心率的60% ~ 80%，运动中心率维持在这个特定的范围内，持续60分钟，能够达到运动减脂的理想状态。心率过慢时，运动强度不能有效提高身体机能，达到健身、减肥效果，我们前面说过微微一动不倾城就是源于此；但心率过快，又存在对身体健康带来危害。运动中维持靶心率，才能维持有氧运动安全，达到最佳运动减肥效果。

总之，在运动中监测心率（脉搏），用来控制运动强度，保障运动安全非常重要，心率如何测量呢？传统的办法搭脉数十秒心跳乘以6，但这只能在运动间歇中完成，而运动过程中实时的心率监测，对运动评估更有意义，事先通过运动试验，得到更有针对性的个人有氧运动靶心率数据，运动中，每当心率超过靶心率时，就应当适当放慢速度和减小动作幅度；当心率过慢时，则可以适当加快速度和加大动作幅度。现在心率监测器也比较常见，如器械监测、可穿戴设备、腕表、胸带心率表等。

第六节

外行了吧，运动还有处方

如果您去医院看病，大夫依据病情开具治疗处方已是习以为常的事情，如今运动也有处方了，如果您不了解，那您就外行了。所谓运动处方就是为某些减肥、健身、治疗、康复目标的人们或群体制定的运动方案，一般由康复医生或体育工作者依据运动者健康状况和体能水平以及年龄、性别、职业、生活环境、兴趣爱好、健康状况、身体锻炼经历用处方的形式，制定出系统、个性化的具体运动项目和运动量，同时提出运动中的注意事项，并进行监测评估，定期效果评价，随时对处方进行调整，帮助运动者更好地完成运动目标。

一、运动处方在手，合理运动无忧

运动能够降低慢性疾病的风险、延缓人体活动功能的衰退、改善心肺功能强身健体。但是不适当的运动也能够危害健康，对身体带来负面影响，不同人群身体素质、运动目的、运动能力相差甚远，运动安全保障、个性方案规划、运动目标落实成为坚持运动的关键。运动处方目标明确、方法具体、个性化强、科学有效，易于坚持，能让更多的人加入到运动健身的行列中，使运动成为日常生活的一部分，让全民健身真正落实，将有更多的人享受到运动带来的健康。

二、运动处方FITT原则

运动处方四要素包括运动频率（frequency）、运动强度（intensity）、运动时间（time）、运动类型（type），通常称为制定运动处方的FITT原则，体现了运动处方的可调节性，使其适合参加运动者的个性化特点。

运动频率：指一段时间内进行身体活动的次数，一般以"周"为单位。

运动强度：分绝对强度和相对强度。是运动对人体生理刺激的程度，可依据心率、自觉疲劳程度（RPE）、最大吸氧量（V_{O_2max}）和代谢当量（MET）来确定。个人体质不同，所承受的运动负荷也不同，通常使用最大心率和自觉疲劳程度来判断运动强度的大小不但简单也容易做到。

运动时间：是指进行一次某种运动所持续的时间，通常以分钟表示。

运动类型：耐力（有氧）运动、力量性运动、屈曲和伸展运动。

三、运动处方制定

① 运动目的。充分了解运动者通过锻炼想要达到的预期目的，每个人要求千差万别如健身、减肥、治疗、康复、治疗等多种类型。

② 运动项目。为运动者提供合适的运动项目，不仅考虑运动者的性别、年龄、疾病、职业、兴趣爱好，还要关注场地、气候等客观运动条件，排除禁忌，让运动项目个性化，使锻炼有效、持久。

③ 运动评估。通过主观问卷和客观测量方式，评估身体活动和运动水平。

④ 运动强度。运动强度＝运动量／运动时间，是衡量运动量的重要标准，如表6-1所示。

表6-1 运动强度判断

运动强度	相当于最大心率百分比 /%	自觉疲劳度 （RPE）	代谢当量 （MET）	相当于最大吸氧量 （V_{O_2max}）/%
低强度	40～60	较轻	＜3	＜40
中强度	60～70	稍累	3～6	40～60
高强度	71～85	累	7～9	60～75
极高强度	＞85	很累	10～11	＞75

注：最大心率=220-年龄。
MET: 代谢当量 1MET=3.5mL O$_2$/（kg·bw）/min=1kcal/（kg·bw）/h。

适宜运动强度范围，一般成人建议以最高心率的60%～80%的强度为标准。

（220-现在年龄）×0.8=最大运动心率

（220-现在年龄）×0.6=最小运动心率

计算公式：最大心率=220-年龄，心率储备=最大心率-安静心率，最适宜运动心率=心率储备×75%+安静心率。

⑤ 运动时间。运动时间与运动强度相关，强度越大时间相对越长，强度越小时间相对越短。运动时间还与运动项目相关，中等强度耐力有氧运动，需持续30～60分钟减脂效果最佳。

⑥ 运动频率。是指每周运动的次数，每天都进行运动健身最为理想，如果时间不允许，可隔日一次，每周最少不低于2次，否则没有锻炼意义，每周3～5次一般比较容易实施。

⑦ 注意事项。选择运动场地和项目，需要考虑安全因素，运动前后注意适当增加准备活动，防止运动损伤。做好运动前的身体状况评估，特别是对年龄大、体质弱、患有慢性病运动者尽可能全面评估健康状况、运动能力，防止可能存在的危险。

⑧ 效果评价。及时检查评估运动结果是非常有意义的，运动锻炼对增强体质、减肥健身是一个循序渐进的过程，时间长、收效慢，定期的效果评价，及时调整运动处方，能够更好地达到运动效果，也能让运动者提高信心，便于坚持。效果评价根据运动者的主观感觉，结合监测结果心率等进行综合评定。

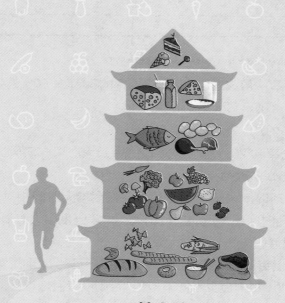

第七章

减肥到底该做加法还是减法

第一节

加法与减法

一、加法——增加运动与管不住嘴

禁不住美食诱惑的大有人在，他们常常安慰自己只要运动就能够将吃下去的东西消耗掉，因此不限制饮食，随心所欲地吃自己喜好的食物。结果饮食这条腿短了，运动跛脚也不能抵达减肥的远方。运动消耗的能量如果能够比摄入的能量更多，那么确实可以减肥，反之运动减肥是没有效果的。而且大量运动后会使人的食欲变得旺盛，食量也大大增加，一旦运动停止，体重马上反弹。

二、减法——减少饮食与迈不开腿

还有一种人同时患有"懒人综合征"，实在不愿意动或者坚持，认为只要减少食量就能够瘦下来。这虽然是可能的，但大家知道人体需要的能量和营养素全部来自于食物，如果人体必需的营养素摄入不足，轻者导致营养失调，重则导致厌食症发生，所以单纯减少饮食也不太靠谱。

第二节

怎么吃才健康

一、如何科学、平衡摄入饮食

首先粗细搭配。粗粮中含有较多的膳食纤维、维生素及矿物质，具有一定的饱腹感，可预防体重增加，还会防止便秘，而肥胖者多有便秘存在。但不能一味地食用粗粮，粗细搭配是最好的选择。每天2份粗粮、3份细粮，您的主食搭配就理想了！粗粮如燕麦、大麦、小米、紫米、高粱米、玉米碴子等。尽量减少脂肪的摄入，肉类尽量选择低脂的瘦肉，禽肉类去油、去皮，牛羊肉多采用炖和煮的烹调方法，不要天天吃猪肉，更不要经常吃灌肠肉制品，每周吃1～2次水产品。烹调油尽量选择植物油，如橄榄油、茶油、大豆油、亚麻籽油等，但不可过量食用，每天以30g以内为宜。避免油煎、油炸食品，煎炸食物含有过多的脂肪，使您不经意中摄入了过多的能量，往往使您减肥失败。将煎炸食物换作蒸煮食物，食物品种未变，能量会减少很多。奶类可选择低脂和脱脂的牛奶代替全脂的牛奶。日常生活中要尽量多食用蔬菜，蔬菜类尽量多选择叶类和茄果类或者有色的蔬菜，每天叶菜摄入不少于300g，根茎类蔬菜以凉拌菜或焐菜为好，全天蔬菜摄入量尽可能保证500g，这样每天的膳食纤维摄入量可达到30g左右。肥胖或超重者多是快食者，食物在嘴里得不到充分的咀嚼就被送进胃里，致使饭量增加。细嚼慢咽，使食物与唾液充分混合，不但可使营养素的消化吸收率提高，而且还可以增强饱腹感，有利于降低进食量。

其次减体重过程中饥饿感较强，难以忍受，可将每日总食物分为4～6次甚至更多次摄入，早餐不吃太多，节省下来的部分在上午9～10时补充。中午的食量也减出一部分，在下午的3～4时可加用1个水果。少量多餐是减肥者行之有效的方法，但要注意千万不要多量多餐呦！同时还要杜绝不良的饮食习惯和过量饮酒，如睡前饮食，易使大量的能量被积蓄而转化为脂肪，容易引起肥胖。

二、我该吃多少

要想弄明白每天应该吃多少，也就是进食量，要弄懂两方面的问题：全天的总摄入量和主副食如何搭配。一般来说，一个肥胖者每天需要多少能量也就是全天的总摄入量应向医生、营养师咨询，但是，也可以自己根据下面的简便公式将每日能量供给量计算出来：

一天所需要的总能量＝理想体重（kg）×每千克理想体重所需要的能量（参见表7-1）。

表7-1　成人每日能量供给量表（kcal/kg理想体重）

体型	卧床	轻体力劳动	中体力劳动	重体力劳动
消瘦	20～25	35	40	40～45
正常	15～20	30	35	40
超重或肥胖	15	20～25	30	35

举例说明：

王××，男性，36岁，体重80kg，身高165cm，中等体力劳动强度。请计算该患者的一天总能量的需要量。

① 首先计算理想体重=165-105=60kg

② 计算BMI=80÷1.652=29.4，肥胖体型

③ 查上表，每日能量供给量为30kcal/kg理想体重

④ 计算总能量：30kcal/kg理想体重×60kg=1800kcal

如何确定具体的减体重或减能量的目标呢？请看下面的等式：

减轻体重（脂肪）1kg=减少7000kcal的能量摄入，计划10～14天实现此减重目标，则相当于每天减少能量摄入500～700kcal。

但是，不能无节制地限制能量，一般规定男性每天能量的摄入低限为1500kcal，女性为1200kcal，这对维护减肥者的身心健康具有重要的意义。

如何根据总能量的限定决定每日的主副食搭配呢？也就是每日怎么吃呢？

为方便起见，已经规定了不同总能量下，平均每日各种食物的种类和数量，参照表7-2。

表7-2 不同能量情况下每日主副食的分配

能量/kcal	谷物	蔬菜	水果	豆类	奶类	蛋类	肉类	油脂
1530	4两	1斤	4两	半两	250毫升	1两	2两	25克
1620	4.5两	1斤	4两	半两	250毫升	1两	2两	25克
1710	5两	1斤	4两	半两	250毫升	1两	2两	25克
1800	5两	1斤	4两	半两	250毫升	1两	2两半	25克
1935	5.5两	1斤	4两	半两	250毫升	1两	3两	30克
2025	6两	1斤	4两	半两	250毫升	1两	3两	30克
2115	6两	1斤	4两	半两	250毫升	1两	3两	40克
2205	6.5两	1斤	4两	半两	250毫升	1两	3两	40克
2295	7两	1斤	4两	半两	250毫升	1两	3两	40克
2430	7.5两	1斤	4两	半两	250毫升	1两	3两半	40克

注：以上质量均为可食部质量。半两豆类相当于2两（1两=50g）豆腐、400mL豆浆。

三、减肥中常埋的"雷"

1.迅速减肥

肥胖治疗的目的是使体重控制在比较理想的范围内，不必苛求太快的减重速度，一般来说，在饮食控制开始后的1～2个月，可减重3～4kg，此后可与运动疗法并用，保持每月减重1～2kg，这样可获得比较理想的治疗效果。短时间内快

速减重，一方面实现比较困难，另一方面可能损害肥胖者的身心健康。

2.少吃主食才能减肥

一说减肥很多人就马上联想到要少吃主食，因为主食中主要含有碳水化合物，而碳水化合物又是主要的供能物质。确实，不吃主食或少吃主食的减重方法免除了在减肥过程中饥饿难耐之苦，使很多减肥者趋之若鹜。而且，这种方法最吸引人之处在于它能使体重在短期内快速减轻，无论成人还是青少年。在使用这种方法减肥初期，机体由于没有充足的碳水化合物供应，于是分解肝内糖贮备，使水分大量丢失。因此，初期的体重减轻主要由于水分丢失，而并不是体脂的减少。此外，如果严格限制主食，脂肪分解产生酮体，出现酮症，表现为恶心、头晕、无精打采、食欲减退等。因此，盲目地不用主食或减少主食是不可取的。

3.不吃脂肪才能减肥

许多想减肥的朋友谈脂色变，在日常的饮食中拒绝脂肪。其实，大多数食物都或多或少地含有脂肪，想躲是躲不开的。油脂的重要性前面也说过了。导致肥胖的原因是能量的总摄入大于消耗，并不是脂肪本身的缘故。

4.不吃早餐

有人认为不吃早餐可以减肥。其实，不吃早餐不但不能减轻体重反而容易引起体重增加，因为空腹时身体内储存能量的保护机能增强，使摄入的食物更容易被吸收，形成脂肪而贮存。此外，空腹还容易胆汁淤积形成胆囊炎，而且一日两餐，由于饥饿感加强，还容易导致午餐食量过多，实际总量没减多少。

第三节

怎么练合适

在实施饮食控制的同时也必须辅助以运动疗法、行为疗法等其他治疗方法。若仅以饮食疗法治疗肥胖，常常会在治疗开始后的1～2个月出现体重减轻停滞不前的适应性现象。适当控制饮食加体力活动有利于长期保持减重后体重不反弹。

一、运动君，我看透您了

运动和饮食一样，谁都觉得有啥难的，谁还不会吃饭、跑路，这是人的本能好不好，可是，让您说出个一二三来，又觉得像隔层纱，看不清说不明。现在，我就隆重把它请出来让大家看个透，其实主要就是运动方式、运动强度及运动时间三方面确定了它的基本内涵，从而决定了能量消耗量的大小。

1.运动方式

包括既增加能量消耗又容易坚持的有氧运动项目，以及力量运动和柔韧性训练。

① 有氧运动：如快走、慢跑、上下楼梯、跳绳、打球、游泳、骑自行车、登山等，可更多的消耗脂肪，达到控制体重的效果。

② 力量性运动：可采用哑铃、杠铃以及其他的沙袋、器械等进行。

③ 柔韧性训练：包括各种伸展性活动。

2.运动强度

代谢当量（metabolic equivalent ，MET）是用来表示运动"强度"的单位，是以人体安静状态时的单位时间的能量消耗作为1个代谢当量（1 MET）。以此为基准，各种运动的耗能与此相比较就能知道各种运动强度的大小，MET值越大的运动，其耗能就越多。如普通的步行相当于3 MET、慢跑6 MET、登山7.5 MET等。

人体的活动量是用身体的活动强度（代谢当量）乘以该活动持续的时间（小时）得来的。例如：

普通步行（3MET）持续1小时，其活动量为：3代谢当量×1小时=3个活动量。

慢跑（6MET）持续半小时，其活动量为：6代谢当量×0.5小时=3个活动量。

可以看出普通步行1小时和慢跑半小时的活动量是相同的，也就是说这两者所消耗的能量是相同的。

3.运动时间

运动时间的确定与所需要消耗的能量有关。

4.能量消耗量

可由下面列出的简易公式方便地换算，您将在后面为自己量身定做的运动处方中用它。

能量消耗量（kcal）=1.05×活动量（Ex）×体重（kg）

一个体重 A kg 的成人，安静休息（即代谢当量为1MET）1小时，他的能量消耗是多少呢？

不难算出，能量消耗为：1.05×1×1×A=1.05A≈A（kcal）

也就是说，某人进行1个活动量的活动所消耗的能量在数值上近似地等于他自身的体重，这为我们计算运动所消耗的能量就提供了巨大的方便。只要知道自己的体重、某项运动的代谢当量和运动时间，就能很快的算出这样运动能够帮助您消耗多少能量，请大家牢记这一点，将为您制作自己的运动处方和衡量身体活动是否达标带来极大的方便！

例如：一个70kg的人，游泳（6 MET）1小时能量消耗为1.05×6×1×70=441kcal。

每天安排进行体力活动的量和时间应按减体重目标计算，对于需要亏空的能量，一般多考虑采用增加体力活动量和控制饮食相结合的方法，其中一半应该增加体力活动的能量消耗来解决，其余一半可由减少饮食总能量和减少脂肪的摄入量以达到需要亏空的总能量，即饮食和运动两条腿平行走路。

二、合适运动量

究竟多少运动量才适合呢？对于这个问题，近年来国内外学者进行了大量的研究，很多国家还提出了相应的运动指南。

早在1995年，美国曾公布一份具有很大影响力的体育锻炼指导手册，建议美国成年人每周应该有几天，最好是每天，保证进行30分钟以上的中等强度运动。其后，在2007年8月的最新指导手册中，又再次呼吁成年人，每周应保证有5天进行至少30分钟的中等强度有氧运动，或是每周3天进行至少20分钟的高强度有氧运动。指导手册同时还指出，如果运动时间能超过推荐的最少时间，将给身体健康带来更多好处。

根据对相关研究的专业文献进行归纳和总结，日本厚生劳动省发表了《为了增进健康的运动指针（2006）》，在其中明确了身体活动的基准值是每周23个活动量，其中运动的基准值是每周4个活动量。

中国营养学会在《中国居民膳食指南（2016）》中特别强调了加强身体活动，并"建议（健康成年人）每天累计各种活动，达到相当于6000步的活动量，每周约相当于4万步"。

那究竟我们应该按照什么标准来掌握适宜自己的运动量呢？请看后面的章节，您就可以为自己量身定做一张最适合您自己的运动处方了！

三、运动处方自己定——DIY

请准备一支笔，然后一起来DIY，只需要20分钟就能帮助您开出一个最适合您现在情况的运动处方。

运动处方DIY简单分为以下几个步骤。

算一算您现在的身体活动量到底有多少?

拿起笔来，填写表7-3。

表7-3 身体活动量调查

	活动内容						活动量（Ex）		
	项目	持续时间	项目	持续时间	项目	持续时间	生活活动	运动	合计
星期一									
星期二									
星期三									
星期四									
星期五									
星期六									
星期日									
合计									

请参照表7-4中的各种运动的代谢当量，根据我们前面讲述的计算方法，算一算您自己一周的活动量有多少。

表7-4 各种常见运动的代谢当量

生活活动	MET	职业活动	MET	娱乐活动	MET
自己进食	1.4	秘书	1.6	打牌	1.5～2.0
坐厕	3.6	机器组装	3.4	拉小提琴	2.6
穿衣	2	砖瓦工	3.4	有氧舞蹈	6
站立	1	织毛衣	1.5～2.0	跳绳	12
洗手	2	写作（坐）	2	网球	6
淋浴	3.5	焊接工	3.4	乒乓球	4.5
上下床	1.65	油漆工	4.5	桌球	2.3

续表

生活活动	MET	职业活动	MET	娱乐活动	MET
扫地	4.5	开车	2.8	弹钢琴	2.5
拖地	7.7	缝纫	1.6	吹长笛	2
铺床	3.9	木工	4.5	打鼓	3.8
做饭	3	挖掘工	7.8	羽毛球	5.5
散步（4km/h）	3			游泳（慢）	4.5
下楼	5.2			游泳（快）	7
上楼	9				
跑步（9.7km/h）	10.2				
骑车（慢速）	3.5				
骑车（快速）	5.7				

注：资料源自，曲绵域等.实用运动医学手册.北京：北京大学医学出版社，2003。

例如：肥胖者，女性，35岁，身高1.56m，体重64kg，BMI为26.3，计划将体重减轻至58kg，即需要减6kg，并拟在2个月内达到减体重目标。

分析：该女士需每月减体重3kg，每周需减体重0.75kg，则每天需要亏空能量750kcal，由增加运动量以消耗能量375kcal。$375 \div 64 \div 1.05 = 5.6$（MET）。

计算运动强度：

在办公室工作步行30分钟：$2 \times 0.5 = 1$（MET）

散步30分钟为$3 \times 0.5 = 1.5$（MET）

带孩子玩30分钟$2.5 \times 0.5 = 1.25$（MET）

清扫地毯地板30分钟$3.3 \times 0.5 = 1.65$（MET）

合计5.4（MET）

为其设定的活动处方是：在原有活动量的基础上每天在办公室工作增加步行30分钟，下班回家后带孩子玩30分钟，每天增加散步30分钟，清扫地毯、地板30分钟。

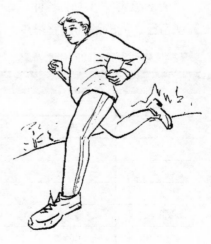

值得一提的是，运动量宜循序渐进，开始时每天运动的时间可以是30分钟，也可以分散运动，分散的运动时间可以累加，2周后逐渐增至60分钟。坚持每天锻炼，每周至少运动5天才可起到控制体重或减轻体重的作用。

最好的运动方式就是慢跑、快走，尤其是中老年人。

四、怎样调整行为

减肥者往往是知道很多的理论知识不知如何落实到行动上，或一想到减肥就兴致勃勃地准备采取行动，却很难坚持，所以行为疏导和心理疗法是必要的。也就是说要制定切实可行的计划，才会更容易达到目标，不会半途而废。相信您一定会战胜肉肉带来的抑郁，生活得多姿多彩。

1. 制定一个具体的目标

例如需要在1个月内减轻2公斤，在制定体力活动目标时，以"每天走路30分钟或每天步行5000步"代替"每天多活动"的模糊目标。此外，建立一系列短期目标，例如开始时每天走路增加30分钟，逐步到增加45分钟，然后到60分钟。

2. 制定一个可行的计划

如最初的计划要比较易于实现，需要的时间、精力比较少。因为如果最初所需要的时间和精力太多，会引起不感兴趣的感觉，您半途而废的可能性比较大。

计划中可包括第一周每天减1两主食，每天走路20分钟；第二周每天再减半两肉食，走路增加到30分钟等。

3. 时常提醒减肥建议

为了建立节食意识，每餐不过饱，可将医生给予的减肥建议置于家中显眼处，或贴于某经常使用的冰箱、笔记本前，总之可以经常无意识地看见，便可提醒自己在减肥，增加减肥的成功率。建议可包括：细嚼慢咽、减少暴饮暴食、挑选脂肪含量低的食物等。

4. 监测体重

每周测一次体重，也可每天测量，但测量体重太频繁也可能因为每天体重变化不大减少减肥的信心。测量体重需保持在一天中相似的时间进行，而且与上一次衣着相同。

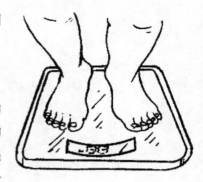

5.控制情绪化饮食

"把痛苦溺死在食物里。"当我们遇到不高兴的事情时，总会这样自我安慰，不料又产生了肥胖的痛苦。控制情绪化饮食，可参考下列方法：当您遇到开心的事情时，如升职等，不一定非得饱餐一顿，可寻找适当的替代方式，如逛街或郊游；当您精神紧张和压力感很强时，不一定要手持爆米花看电视，可以出门快走放松自己等。

五、坚定信念，打一场持久战

减体重不可操之过急，如果体重减轻速度太快对身体健康不利，可能会引起相关疾病，因此最好控制在1千克/周以下。减体重的目标主要是使体重有效地降低并能长期维持理想体重，一般建议在6个月内使体重减少原体重的10%左右，再根据自身的耐受情况和体重减轻的效果实施长期的减体重计划。

减体重是个长期而漫长的过程，为什么经常有人抱怨体重总是减不到理想状态，经常反弹，就是缺乏坚持！是什么让铁杵成针？是什么让水滴石穿？又是什么让愚公移山？那便是坚持与执著，减肥者必须要有坚定的信念和持之以恒的精神！

第四节
找到适合自己的加减混合运算

既然光做加法增加运动或者单纯减法减少饮食都不科学，那么为了更好地寻找最适合您的运动、饮食加减混合运算，我们又该怎么做呢？细心的朋友可能已经发现，其实前面已经提到过相关内容了。

一、身体活动量目标的设定

建议目标：一般健康成年人每周保持23活动量的身体活动，折算为快步行走6000步/天或者中速步行8000 ~ 10000步/天，其中要保证每周4个活动量的运动，相当于快步行走60分钟。

1.关于身体活动量

　　首先要根据DIY第一步中的评价结果判断您现在的身体活动量和目标相差多少。未达标的人首先要在日常生活中增加步行和骑车等生活活动，可以利用计步器计算步数，掌握达标与否。对于已达标的人也不能放松，因为我们提供的身体活动量建议只是一个底限，既然已经达标，就要在维持现况的基础上，做些与自己体能相适宜的运动，以求增强体能。

2.关于运动量的达标

　　同样，根据DIY第一步中的评价结果判断您现在的运动量是否达标。若是没有运动习惯的人，先从每周2个活动量开始，并循序渐进地增加，向每周4个活动量努力，最终达标。对于那些已经达标的人，可以根据自己的体能情况，向更高的活动量去进军，并且可以针对自己体能各个方面的缺陷去选择相应的锻炼方式。但是，在运动时尤其注意要量力而行，如果过于剧烈的运动而大大超出自己的体能范围，很容易造成运动损伤，如若那样的话就得不偿失了。

二、选择和自身体能情况相适宜的运动

1.提高身体耐力

　　快步走、慢跑、骑车、跳有氧操、游泳、球类、跳舞等都是适合提高耐力的运动，其中最简便可行，也最容易掌握的要数快步走的运动了。具体的要领是：挺胸抬头目视前方，肩部放松背伸直，胳膊自然弯曲成直角，随着步伐前后大幅度摆动，腿伸直步幅尽量大，脚着地的顺序是先后跟再脚掌。

　　但是，要注意不要勉强做那些感到很吃力的运动，虽然那些运动可以很好地提高耐力，但若掌握不好分寸，很容易造成运动损伤。可以选择稍感吃力的运动，这样既提高了耐力，又能避免受伤。还是以快步走为例说明什么程度的运动是"稍感吃力"。

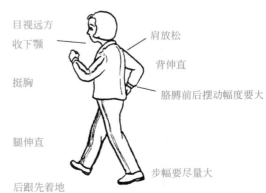

目视远方
收下颚
肩放松
背伸直
挺胸
胳膊前后摆动幅度要大
腿伸直
步幅要尽量大
后跟先着地

① 比平时走得快。

② 有些气喘但能保持微笑。

③ 可以较正常地说话但不能唱歌。

④ 在心里怀疑自己能否坚持很长时间。

⑤ 走5分钟左右就开始出汗，10分钟左右感觉小腿有些酸痛。

2.提高肌肉力量

提高肌肉力量的运动也有很多种，例如哑铃、举重、健身器械等。您可以选择到健身房找专业的健身教练进行力量训练，也可以就在家中或办公室利用有限的条件进行简单的力量训练。下面为大家推荐几种在家中就能完成的肌肉力量训练的运动。

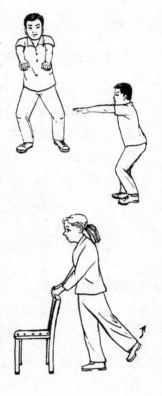

（1）徒手深蹲运动（锻炼大腿正面以及腰背部肌肉）

动作要领：双脚按八字形站开，步幅与肩同宽，背伸直，脚尖同膝盖方向一致，用3秒时间缓慢弯曲膝盖成直角，保持此姿势1秒；然后用3秒缓慢恢复原姿势。膝盖不能超过脚尖，眼睛不能向下看。

（2）臀部运动（锻炼大腿背面以及臀部肌肉）

动作要领：找一靠背椅，双手扶椅背站立，背伸直，腰部不动，向臀部下方用力，用3秒时间缓慢从脚后跟开始将腿向后抬起，保持此姿势1秒，然后再用3秒缓慢放下，如此左右腿反复交替进行。注意上半身不要向前倾斜，抬脚时腰部不要扭动，并不能把身体的重量加在椅子上。

（3）俯卧撑（锻炼胸部和腕部肌肉）

动作要领：膝盖以稍微弯曲状贴近地板，两腕以和地板垂直的状态伸直（肘部稍微弯曲），两手间的距离比肩稍宽，手指略向内侧放置。慢慢弯曲肘部，保持此姿势1秒，然后慢慢恢复原状（注意此时腰部不要扭动）。

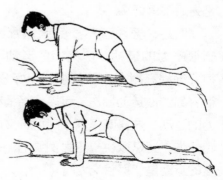

以上三种运动基本覆盖了全身的主要大肌肉群，可以根据自身情况加以组合运用。另

外，如何掌握力量运动的量呢？这就要参考DIY第二步中评价结果来确定了，其三种评价结果分别对应的上述练习的运动次数如下。

①"较慢"。上述3个动作各做10次为1组，每周5～6组。

②"普通"。上述3个动作各做20次为1组，每周5～7组。

③"较快"。上述3个动作各做30次为1组，每周5～7组。

对自己的肌肉力量没有自信的人，最多按照"普通"的标准来做。

三、运动处方举例

案例1. 30～40岁白领男性——"坐公车，快步走"

李先生，男，35岁，某外资企业中层管理人员。工作忙、应酬多，体重增加了25kg（身高1.76m，从原来的68kg变成现在的93kg），小腹也是不知不觉就凸出来了。体检时，被医生告知"正站在代谢综合征的门口"，因此下定决心控制体重。

针对李先生的具体情况，医生给出的运动小处方是：改开车上下班为坐公汽或地铁，利用车站到公司和家两头的距离，采用快步走来增加健身活动量。具体如下。

快步走（代谢当量为4 MET）30分/天，5天/周。4×30/60×5=10 Ex

3个月过去了，李先生惊喜地发现腰围减少了4cm，体重减轻了5kg，体能比以前较大改观，减肥的信心大增，正准备在现有活动量基础上再增加每周1小时健身房运动。

案例2. 50～60岁中年男性——"多干家务，常爬山"

老王，男，55岁，某中学老师。老王教书30多年了，平日抽不出时间来锻炼身体，也不会做什么运动。现在逐渐从教学一线退下来了，眼看就要退休了，体检发现血脂、胆固醇和血压都挂了红灯，B超提示脂肪肝。医生诊断为"代谢综合征"，因此下定决心减轻体重，健康地享受晚年。

针对老王的实际情况，医生开出的运动小处方为：平日里增加一些例如打扫、拖地、擦窗户、买菜等家务，每周去爬一次山。具体如下。

（1）做家务（以稍费力为度）（代谢当量为3 MET）60分/天，5天/周。

3×60÷60×5=15 Ex

（2）轻装爬山（代谢当量为7.5）40分/周

7.5×40÷60×1=5 Ex

半年后，老王的腰带比以前紧了两个扣，体重也减轻6kg。体能也比以前有较大改观，体检复查发现脂肪肝的程度有所好转，血脂和血压也较半年前明显下降，胆固醇和血脂水平都已恢复正常值范围。为了巩固成果，老王自觉地准备学习打羽毛球，准备每天晚饭后再打1小时羽毛球。看来，运动已经改变了老王的不良生活习惯，为他带来了健康，可以开始好好享受他即将到来的退休生活了。

案例3. 30～40岁白领女性——"每周好好运动一次"

张女士，30岁，某外企白领，每周工作5天，有偶尔轻微运动。工作中，整天对着电脑，一坐就是一天，老是觉得肩膀酸痛，特别容易疲劳。以往也试过很多减肥方法，算是比较标准的体重，但是到医院检查时发现体脂含量为30%，骨密度检查提示现在的骨密度只是正常水平的75%。

张女士由于工作原因，运动少，以往快速减肥时又没有注意健康，导致骨密度下降明显，体检时体脂含量高实际并不是因为脂肪多了，而是因为缺乏合理锻炼，肌肉比例少了，导致体脂相对增高。针对这一情况，医生开出的运动小处方为：每周好好运动一次，主要进行针对肌肉的训练。具体如下。

有氧运动

大步走，以80米/分走20分钟　　$3.3 \times 20 \div 60 \times 1 = 1.1 \ Ex$

逐渐延长至30分钟　　　　　　　$3.3 \times 30 \div 60 \times 1 = 1.65 \ Ex$

肌肉力量增强后，加快速度为快步走30分钟

$4 \times 30 \div 60 \times 1 = 2 \ Ex$

肌肉训练七个项目（每个项目10～15次）20分钟

$3 \times 20 \div 60 \times 1 = 1 \ Ex$

待肌肉训练逐渐习惯后采用下列任一方式增加负荷：

① 1个项目做15～20次（做30分钟）　　$1.5 \ Ex$

② 全部项目做2遍（做40分钟）　　　　$2 \ Ex$

体操15分钟

运动量从合计2 Ex开始，3个月后增加到4 Ex，虽然每周只运动一次，但是只要效果好，一样能达到每周4 Ex的运动量。

半年后，张女士恢复了往日的活力，步态轻盈，肩膀痛的老毛病发作频率也大大减少，生活又充满了活力。

案例4. 40～60岁更年期妇女——"练好肌肉不腰痛"

赵女士，48岁，家庭主妇，去年开始步入更年期。家里饮食结构不合理，饭菜总是很油腻，体重从结婚时的55kg到现在的76kg。更年期到了，总感觉浑身没力气，走路也容易腰痛，体检发现有"代谢综合征"和缺钙的表现。为帮助赵女士适应更年期的改变，减少代谢综合征的风险，医生建议她去运动减肥。

赵女士原先的活动量：除了去小区的菜市场买菜，基本不出门，在家打扫卫生、收拾屋子等较轻的家务劳动每天30分钟，合计身体活动量为$3 \times 30/60 \times 7 = 10.5$ Ex，比健康标准差了一半还多。针对这一情况，考虑到赵女士基本没有健身运动，而且又步入更年期，骨骼钙吸收开始下降，需要进行一些肌肉训练来预防骨质疏松。医生开出的运动小处方为：进行肌肉训练和关节柔韧练习。具体如下。

① 走出去：每天饭后散步（普通速度）30分钟　　$3 \times 30/60 \times 7 = 10.5$ Ex

② 每周一、三、五上健身房：骑健身车20分钟　　$4 \times 20/60 \times 3 = 4$ Ex

③ 每周二、四、六在家：10分钟深蹲运动和腹肌仰卧起坐运动

$4 \times 10/60 \times 3 = 2$ Ex

每周总的活动量：

生活活动量：10.5+10.5=21 Ex

运动活动量：6 Ex

5个月后，赵女士体重减轻了5kg，腰围减少了5cm，腰痛的毛病很少再犯了，体检血糖、血脂等指标也有下降的趋势，很多朋友都夸她变苗条变漂亮了，生活又充满了活力。

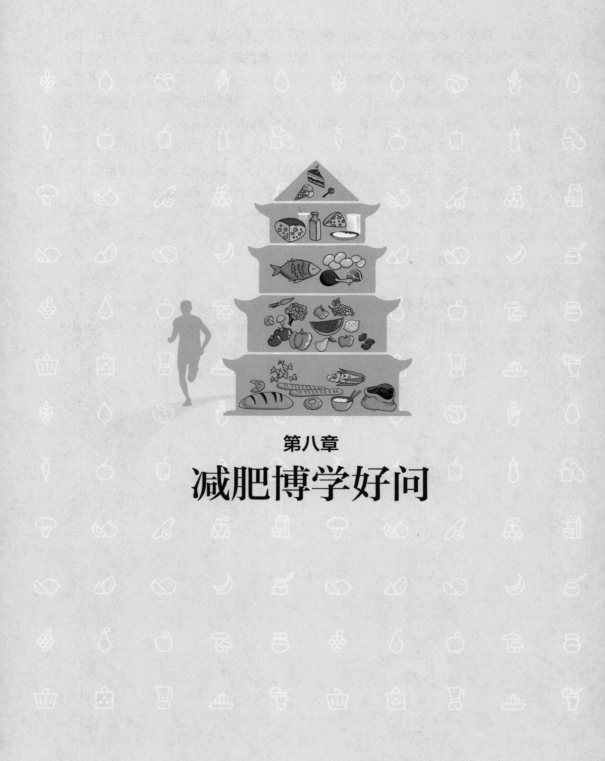

第八章

减肥博学好问

A 饮食超爱问

Q1.限制饮食减肥时容易饿怎么办?

如果您在减肥中经常有饥饿感,不妨试试下面几招。

第一招:食用饱腹指数(SI)高的食物。

"饱腹指数"是对含有240cal能量的食物所带来的饱腹感比较。以白面包为基准(100%),其他食物相对于白面包所提供的"饱腹感"作为"饱腹指数"。也就是说:吃同等能量的食物,看看哪种食物不容易饿!结果发现,在"饱腹指数"中名列前茅的大都是水分或者纤维含量高而脂肪含量低的食物,比如水果、蔬菜等。水果和蔬菜是"饱腹指数"中排名靠前的食物,其中土豆成为"饱腹指数"最高的食物,比白面包高三倍多。

部分食物的"饱腹指数"(SI)表

排名	食物名称	饱腹指数	排名	食物名称	饱腹指数
1	土豆	323	12	米饭	138
2	鱼	225	13	豌豆	133
3	燕麦粥	209	14	曲奇	127
4	橙子	202	15	香蕉	118
5	苹果	197	16	炸薯条	116
6	牛肉	176	17	白面包	100
7	葡萄	162	18	雪糕	96
8	全麦面包	157	19	薯片	91
9	爆米花	154	20	酸奶	88
10	鸡蛋	150	21	花生	84
11	奶酪	146	22	蛋糕	65

第二招:食用血糖指数(GI)低的食物。

一般血糖指数低的食物饱腹感强,血糖指数高的食物饱腹感差。因此,在选择食物时,多选择GI值在60以下的食物。

第三招:控制饱和脂肪。

第四招:改变进餐顺序。

餐前先喝汤类，以蔬菜汤为主，切忌浓肉汤，增加胃容量后再吃饭。两餐之间食用水果，可减少餐前饥饿感，避免正餐狼吞虎咽。

第五招：减缓进餐速度。

细嚼慢咽，不要吃得太快，让身体与大脑有适当时间去产生及接收饱腹信号，这样就能吃得不多饱得快。

Q2.减重是不是少喝水就行了？

有的减肥机构为突出减重效果，吸引胖友参加，以发汗、增加排泄、控水等方式快速降低体重的表象来进行忽悠，是极不靠谱和负责任的手段，因此减重少喝水也是万万不行的。肥胖体型者体内脂肪细胞数量多、体积大，相比瘦体型需要更多的水分维持新陈代谢。正常人每天平均耗水量为2000 ～ 2500mL，体内物质氧化可生水300mL，故每日应补充水分2200mL，包括饮食中的含水量。对于减肥的人来说，有口渴感后不宜耐受，特别是伴有高血糖、高血压、高脂血症的肥胖人群，更要及时补充水分。

Q3.怎样在减肥的同时保证皮肤的光泽？

比较公认的有效减肥方法是有氧运动辅以合理的膳食，即使您的体重没有减多少，但脂肪少了，肌肉多了，身体结实了，肤色自然有光泽。总结如下。

① 合理膳食＋有氧运动。

② 养成良好生活方式，戒烟、不酗酒，特别是不在夜晚喝酒，吃高能量食物，不熬夜、早睡早起。

③ 减体重速度不宜过快，太快了皮下脂肪迅速减少，皮肤皱纹和皱褶自然丛生，一般将控制在一周0.5 ～ 1kg或每月1 ～ 2kg内即可。

Q4.有没有减肥同时胸围不缩水的好办法？

目前所知可能有效的方法就是，局部的按摩加运动，才可以让您刻意的锻炼某个部位的曲线，达到梦想的凹凸有致。

1.按摩

一种方式是睡前躺在床上，利用左手按摩右乳房，右手按摩左边乳房的方式，以由外向内的搓揉方式，或是用两手虎口以环形的按摩方式由乳房底部到乳头的位置。

另一种方式就是洗澡时，用莲蓬头，以温水或冷水依环形冲刷胸部，记得别用太烫的水哦！

2.运动

所有的扩胸运动，或是运用到胸肌的运动都有助于乳房的发育与增加弹性，使它呈现自然地坚挺。平日多做扩胸运动或是利用举哑铃来训练胸肌：直接将两手向外廓或是向上高举，都有助于胸肌的伸展与强化，平日可多做双手向外伸直的扩胸运动。这个动作无论居家或上班，都很方便做。或是更有心的人会利用哑铃，依自己的力道选择合适的重量，将两手臂伸直互相在胸前交叉又扩开来回每天10次，以及两首各自向内向外画圆的方式，每天重复15次，都有助于增强乳房组织。

游泳也是一个很好的四肢平衡运动，不但可以借着水中划动手臂，可以充分扩胸，并且利用水的浮力冲击，对胸部来说也是最佳的按摩。

Q5.患有胃溃疡怎样健康有效地减肥呢？

胃溃疡属于常见消化系统疾病，临床认为长期不良生活方式、饮食习惯是主要因素之一。故患有溃疡者减肥要严格从以下几个方面做起，达到健康有效地减肥。

① 培养健康生活方式。健康生活方式是指有益于健康习惯化的行为方式。主要包括合理膳食、适量运动、戒烟戒酒、心理平衡等。

② 养成规律的饮食习惯。每天三餐定时定量，选择高蛋白、低脂肪、易消化的柔软食物，如蛋类和鱼类等食物，少食高糖油腻食品，避免食用生、冷、硬烫、辣等刺激性较强的食物。

③ 戒烟戒酒、不喝咖啡和碳酸类饮料。酒精除了伤肝，也会伤胃。酒精会对胃黏膜造成很大损伤，加重溃疡。

④ 适量运动，保持乐观的情绪，避免应激性溃疡产生。

Q6.吃主食容易发胖是吗？减肥是要控制主食，那不吃粮食或少吃就行了吗？

吃主食就一定会发胖吗？

我们知道，摄入过多的碳水化合物而且运动少的话，机体储存糖原的数量是有限的，多余的碳水化合物会转化成脂肪储存起来，让我们变得肥胖，这是我们拒绝主食貌似十分"合理"的理由。但不吃主食或者吃不够也不行，碳水化合物是使您的体内器官工作所需的最经济的燃料，例如您的大脑主要用它作为能量的来源。大多数的碳水化合物来自植物，谷物、蔬菜、水果和豆类（例如豌豆和蚕豆）是其主要来源，奶制品是唯一含有大量碳水化合物源自动物的食品，其实这些食物对健康都是很有利的。总能量控制才是饮食减肥的核心，而不是只揪住主食不放，合理食用一般不会引起人体发胖。

不吃主食或少吃主食的减肥方法如风靡至今的"阿特金斯减肥法"，虽然能使体重在短期内快速减轻，但这种方法不可取，有一定的危险和害处。因这种方法在减肥初期，机体由于没有充足的碳水化合物供应，于是分解肝内糖原贮备，使水分大量丢失，初期的体重减轻主要是由于水分丢失，而并不是体脂的减少。这种低碳水化合物膳食将导致您极易疲乏和精力不佳。此外，机体靠动用脂肪和蛋白质的分解来满足机体能量消耗的需要，不仅造成蛋白质的浪费，并增加肾脏负担。脂肪的分解产生大量酮体，出现酮血症，表现为恶心、头晕、食欲减退等。所以减肥不吃粮食肯定是不行的。建议根据每日确定总能量后，在主食中用杂粮（全谷类、薯类、杂豆类）替代部分精加工粮食即可。

Q7.运动前后饮食有什么讲究吗?

① 运动前供能阶段。宜选择高蛋白、低GI食物。不同运动种类对能量的需求不同，血糖是运动时能量的来源，耐力运动中需要葡萄糖的持续供应，我们可以根据食物的GI值，选择消化吸收速度较慢的低GI食物，能为运动中的肌肉不断提供葡萄糖。但我们体内储存的糖原是有限的，要维持一定时间的持续运动，最好在运动前1～2小时进食，为机体储备充足的糖原，延迟运动疲劳时间。如果是晨练，可运动前半小时进早餐，一定要避免食用难以消化的食物，最好食用少量奶制品、低GI谷类、水果、果蔬汁等，尽可能防止运动性低血糖的危险发生。

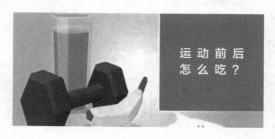

运动前后
怎么吃?

② 运动后合成代谢阶段。高GI食物是最佳选择。高GI食物消化吸收快，能刺激更多的胰岛素分泌，在运动结束后，食用高GI食物可使糖原更快地补充到肌肉。因在运动后的起初几小时，肌肉对血糖的敏感性增高，所以应尽快地多吃高GI食物，使血糖水平很快恢复到运动前水平。因此，运动后可食用运动饮料（市售，GI 70～80）、速食土豆、面包等高GI谷类。需要注意的是，这种高GI食物的补充适

合90分钟以上的耐力运动，如马拉松、户外自行车、登山等。短时间、小运动量的锻炼选择补水或普通软饮料（GI中等）即可。运动后一定不要喝冰水或冰饮料，因为会使处于舒张的血管迅速收缩，而引起胃肠痉挛等不适症状。

切记结合饮食、运动等习惯，在控制每日总能量的基础上合理分配餐次。

Q8.听朋友说轻断食减肥法BBC纪录片都报道了，这个靠谱吗？

《中国超重/肥胖医学营养治疗（2016版）》专家对轻断食减肥法达成共识。指出："轻断食模式：也称间歇式断食，一类采用5+2模式，即1周中5天相对正常进食，其他2天（非连续）则摄取平常的1/4能量（约女性500kcal/d，男性600kcal/d）的膳食模式"。

大量研究都证实了轻断食模式有益于体重控制和代谢改善，对糖尿病、心血管疾病及其他慢性疾病也有预防和增加治疗效果作用，说明还是靠谱的。但实际应用过程中还得遵从医师评估指导，看自己是否适合这种减肥方式。

Q9.喜欢在压力大下暴饮暴食怎么办？

人的食欲会受到压力、情绪等因素的影响。那些面对压力，靠疯狂进食来平复自己情绪的人，可能不知道什么令您烦躁不安，但美食能让您好受许多。如果您有这样通过食物发泄的习惯，可以尝试从以下几个方面做起。

① 找出暴饮暴食的原因。不管是工作上还是生活上的压力，总能找到解决的方法。一旦您确定了原因，您就可以对您的行为做出其他不同的反应，您会清醒进食并非是消除压力的最佳办法，无论怎么吃压力都还在，除了让您发胖，它无法解决您的任何烦恼。

② 关注自己的情绪变化。情绪消沉会对心理形成一定压力。因此，关注和重视自己的情绪变化及所受到的压力，及时调整心态非常重要。我们每个人都有可能会遭遇困难，给自己积极的暗示和鼓励，以健康的方式来奖励自己，别畏惧或者背负惩罚的枷锁。

③ 丰富您的业余生活。不要宅在家里。有研究显示，每周观看电视的总时间

与暴食症状显著正相关，即看电视时间越长，暴食症状越严重。走出去改变您的生活，旅游、运动、参加各种组织活动，多与性格开朗的人交朋友，提高您的社交能力和人际关系，您会变得自信强大起来，从而摆脱暴饮暴食的困扰。

Q10. 我家孩子是个小胖墩该怎么办？

儿童肥胖的发生常常是由遗传、少动以及摄入过多能量共同导致的结果。其中家庭环境、生活方式以及文化背景等因素的影响最大。从出生开始，儿童所处环境就由父母营造，父母的不良饮食行为、生活方式会给儿童带来易发生肥胖的环境。因此，家有小胖墩（排除内分泌失调、代谢紊乱等病因）的父母首先要找自我原因。

① 父母要重视良好饮食习惯的培养。一个家庭的饮食习惯及食物选择会对儿童的饮食习惯产生影响，如家长爱食肉、爱喝各种饮料、食用油用量大等习惯直接影响孩子对食物的喜好。家长应以身作则，掌握一些营养知识，用良好的生活方式和饮食习惯影响幼儿，有意识地培养孩子不偏食不挑食的饮食习惯，而不是娇惯溺爱，想吃什么给什么，想吃多少给多少，造成儿童生长发育过程中逐步变成小胖墩。

② 平衡膳食、少吃多餐。肥胖儿童每日能量摄入应限在标准摄入量以下，但儿童正处在生长发育期，以降低脂肪为主，不可减少蛋白质，甚至需要稍高些。如此可防止体重增加过快，又可满足生长发育需要。可根据"中国居民膳食营养素参考摄入量表（DRIs 2013）"中各年龄儿童每日能量供给量标准范围内逐步适量减少，达到减肥的目的。

饮食安排上做到定时、适量，有规律地进餐。一日 5 ~ 6 餐，即一天主餐三次，上下午两主餐之间安排加餐，但加餐零食不能是高糖高能量甜点、碳酸饮料或高糖饮料，以低糖水果、奶类为主。

③ 限制屏幕前时间，合理安排户外活动。要鼓励而不是强迫孩子进行体育锻炼。每天应进行至少 60 分钟的体育活动，最好是户外游戏，如玩耍、跑步、骑小自行车、攀架、小型球类等。也可带他们去一些运动场所，让他们自己选择感兴趣的活动，可以激发孩子运动的兴趣，达到减肥目的。减少静态活动，每天看电视、玩平板电脑的累计时间不超过 2 小时。

Q11. 爱吃土豆会不会胖成土豆？

土豆是薯类家族的重要成员，是健康饮食的重要部分，适当增加薯类的摄入对人体健康有益无害，但其含丰富的淀粉，遭到不少减肥人士的"排斥"。但其实，土豆所含淀粉大多是抗性淀粉，并不会令人发胖，反而是减肥的有力助手。土豆的饱腹指数最高，仅含少量脂肪，可称为低能量食物。土豆含有的膳食纤维，能够起到润肠通便，降低血浆胆固醇、控制体重增加的作用。

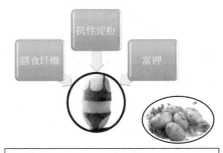

土豆的营养特点更接近于我们所吃的主食中的粮食，膳食中用它来代替部分主食即有饱腹感又不容易引起肥胖。100g土豆所含的能量大约相当于25g粮食，可与主食互换，但是不宜吃太多，每次摄入100～150g，最好采用蒸、煮、烤的方式。油炸薯片、薯条不可取。

> 土豆的这几个特点让它不仅登上饱腹指数的冠军，同时也跻身于糖尿病、高血脂、高血压患者的健康饮食中。

抗性淀粉，又称抗酶解淀粉、难消化淀粉，这种淀粉较其他淀粉难降解，在体内消化缓慢，吸收和进入血液都较缓慢。

抗性淀粉的减肥作用如下。

① 抗性淀粉具有可溶性食用纤维的功能，食后可增加排便量，减少便秘，从而起到减肥的作用。

② 抗性淀粉食用后排泄物中胆固醇和甘油三酯的量增加，因而具有一定的减肥作用。

③ 抗性淀粉可抵抗酶的分解，在体内释放葡萄糖缓慢，具有较低的胰岛素反应，可控制血糖平衡，减少饥饿感，可以达到控制食量的作用。

Q12.听说喝汤减肥，是不是少吃或者不吃肉，喝肉汤就行？

用各种肉来煲汤，如鸡汤、鱼汤、牛肉汤、排骨汤等品种繁多的汤类，味道鲜美，很受人们喜爱，如果再加入一些食材，会有更好的滋补功效，而汤里的肉经过长时间的炖煮口感变差，人们往往认为这样的肉没有营养，汤才有营养，因此，很多人都只喝汤不吃肉。其实不然，汤的营养价值是非常有限的，各种肉汤中仅含有一些脂肪和少量的维生素、矿物质，一些小肽、游离氨基酸等，无论怎样炖煮，其营养成分仅有原料的1/10，绝大部分营养成分特别是蛋白质、钙、铁元素是很难溶进汤中的。如鸡汤中的蛋白质含量仅有1%～2%，和含量高达15%～20%的肉块相比，蛋白质含量低多了。相反，肉汤中却含有大量的油脂、嘌呤，对于肥胖、高尿酸人群是不适宜喝肉汤的，反而要弃汤吃肉。对于想喝汤减肥的人，饭前喝点菜汤增加些饱腹感还行，若血尿酸不高，可将肉汤中浮油去掉，用少量清汤肉加适量水煮菜煮饭也是不错的选择，即增加了食物的鲜味还减少了脂肪的摄入。

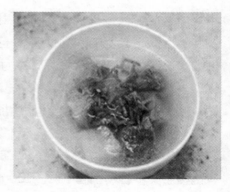

Q13. 孕前肥胖对胎儿有影响吗？

由于饮食结构的改变，家庭及社会对备孕前饮食、营养补充重视度的提高，女性的孕前期体重指数也有明显升高，从而导致她们容易出现肥胖体征。而很多研究表明，孕前肥胖和子痫前期、妊娠期糖尿病、剖宫产、巨大儿、死产、胎儿畸形等很多不良妊娠结局密切相关。因此，应加强孕前保健，针对性的进行体育锻炼和营养均衡的指导，在备孕期控制孕前体重指数（BMI）在正常范围内，能够降低妊娠不良结局的发生率。

Q14. 孕期体重增长过快怎么办？有何不良影响，可以减肥吗？

妊娠期体重增长过快是女性常见的问题，与妊娠期女性体力活动减少、饮食无节制、大量摄入高能量食物、营养过剩有关。

临床研究显示：妊娠期体重增长过度的孕妇发生妊娠期高血压、妊娠期糖尿病、产褥期感染、产后出血、胎膜早破、胎盘早剥的概率均会显著增高；并且她们的总产程、产程异常率、剖宫产率、产钳助产率、早产率也均显著地高于对照组妊娠妇女；新生儿窒息率、巨大儿发生率也显著地高于对照组新生儿。所以，孕期体重增加过度均会对产妇及胎儿结局都会造成不良影响。

目前很多医院都开设了孕期营养门诊，提供个体化营养指导服务，通过帮助孕妇改变饮食习惯，普及健康饮食知识，以及监测孕期体重的增长等，来控制孕期体重增长速度、预防妊娠期并发症。而且，孕妇切记的是此时不可盲目减肥！

Q15. 超重孕妇怎么运动才安全？

应根据自身的体能情况制定一个安全的运动方式和运动时间，规律运动，控制孕期体重在正常增长范围。

① 运动持续时间、频率、强度。每次运动的时间，无论进行怎样的运动，每运动15分钟应休息一次，经过5～10分钟时间降低体温，再继续运动。没有运动禁忌证的孕妇应该在每周至少3天，每天累计至少30分钟以上的中等强度体力活动，相当于以每小时4.8～6.4km的速度走步。每次应控制好运动强度，调整好心率，控制在（220-年龄）×65%，超出这个范围表示运动强度过大。

② 运动形式的选择。散步、快走、慢跑、爬楼梯这些运动均是适宜孕期进行的运动形式。运动强度以控制好心律为准。若选择游泳、瑜伽、孕妇广播操，要经专业医师培训后进行锻炼。如孕期体操和瑜伽是依据孕期身体变化，有目的地锻炼孕妇在分娩时产生肌力的肌群，提高自然分娩率；游泳能减轻腰肌和背肌的负担，减少胎儿对直肠的压迫，水中体位的变化使关节、初带、肌肉得到充分的伸展、锻炼，有利于顺产。

Q16.减肥过程中会出现营养不良吗？怎么判断相关问题？

缓慢的减肥速度，不大幅度减少食量，适量的运动可以保证营养素得到充分供应，不伤身体，不损活力。反之减肥方法过于激进则容易出现营养不良，如在减肥过程中发生疲劳、乏力、肌肉质量损失、心悸、抑郁、刺痛感、骨病、夜视丧失或低血钙等症状为营养不良。血常规检查可以评价是否贫血及贫血程度及类型，抽血检查还可以评估血清铁、维生素B_{12}、叶酸、血钙等的水平，维生素D的含量是否缺乏。建议在减肥过程中半年到一年进行一次营养成分检测。

Q17.老年人超重也需要减肥吗？

俗话说"有钱难买老来瘦"，一些超重老年人自然也关注减肥问题，无疑，减肥对身体成分的改善、运动能力的提高、心血管疾病不良影响因素的改善都是有好处的，但是在减肥过程中需注意避免瘦体重（即肌肉含量）、骨密度减少及运动损伤。特别是老年人常合并多系统疾病，在开始减肥前应由专业人员进行安全性的评估及制定合理的方案。所以肥胖的老年人应在专业人员的指导下控制体重，而不宜盲目减肥。

Q18.少量多餐对减肥比较好吗？

少量多餐的减肥方法对于有着适当能量消耗活动的人来说相当合适。这个方法是让身体形成快速消耗的反复模式，但只要一缺少可以消耗能量的活动时，就会有问题产生。有超过一半以上的女性，因为少量摄取饮食的关系，导致体重调节失败，因此要进行这样的减肥方法时必须先多加考量后再来进行。平时运动少的人还是建立早午餐规律摄取模式，而晚餐少量摄取，并且尽可能将时间提早。

Q19.巧克力和咖啡有助于减肥吗？

两者都含有某些有助于减肥的成分，但是能量都不低哦，这个得十分小心，别减肥不成反增肥，要认准黑色不伤悲（黑巧克力和黑咖啡较好），详情可以翻阅前面章节。

Q20.减肥时管不住嘴咋办？

一天三餐必须按时摄取，减少吃零食的机会。选择食物时尽量避开高盐食物和面粉类的饮食、油炸食物和速食等。要多选择低能量、食物纤维高的食物，如饥饿时可以补充一杯膳食纤维，多饮水，可增加饱腹感。另外食欲和睡眠有相当大的关系。人在睡眠状态下，身体会分泌出瘦体素，这种激素会传达命令给大脑，让大脑调整新陈代谢和能量的摄取。因此为了降低食欲，必须要有充足的睡眠，才可以避免瘦体素分泌不足。

Q21.低能量饮食的标准是什么？

基础代谢低是指一天所消耗掉的能量，而每个人的基础代谢不同。首先了解自己的基础代谢量，低能量饮食则是摄取比基础代谢量少200～300cal的饮食方法。

Q22. HDL 和 LDL 是什么意思？

HDL指的是高密度脂蛋白，而LDL指的则是低密度脂蛋白。HDL是能够清理血管，使血管清澈，防止血栓的"好"胆固醇，其正常数值范围在50～99mg。而LDL则是粒子大的"坏"胆固醇，是将脂肪堆积在血管里，导致动脉硬化、心肌梗死、高血压等心血管疾病。LDL的正常数值范围应在99mg以下。

Q23.我BMI正常，但一个朋友超重了，她就一定是肥胖而我没问题是吗？

不一定，BMI指标是一个粗略的指标，所用体重指标是由脂肪重量和非脂肪重量组成。非脂肪重量又称瘦体重，是指内脏、骨骼、肌肉等器官组织的重量，除了肌肉组织，其他组织器官重量一般不会发生很大变化，所以瘦体重的变化可以反映肌肉重量的变化。

也就是说您超重的朋友如果是瘦体重多，并不算肥胖。而体重正常的您，如果脂肪百分比超标严格意义上讲也算是肥胖的。如果想确切了解自己的体重成分情况，建议到医院专科做"人体成分分析"来确认身体的脂肪和肌肉量比例吧。

Q24.喝牛奶就会拉肚子，正好能减肥，这种办法好吗？

不建议采用这种方法，喝牛奶会拉肚子，这是因为牛奶里所含的乳糖成分所引起。对于无法产生乳糖酶的人来说，只要一喝牛奶，就会拉肚子。这种腹泻是生理反应，与吃泻药的作用基本一样，掉的是身体中的水分并非脂肪。

Q25.管饱又长不胖的低能量食物有哪些？

此类食物共同特点是富含膳食纤维，对减肥有益的代表性食物有魔芋和海带。每100g魔芋所含能量接近0，也就是说完全没有能量。并且魔芋含有大量的膳食纤维，膳食纤维不仅有饱腹感还可以改善便秘。当然，料理时添加进去的调味料会使能量变高。建议选择简单的料理方法。每100g海带则有18～20cal的能量，是可以使血液清澈、减轻疲劳的良好食材。

Q26.减肥过程中的饮食，应该要重视食物的量还是质？

减少食物摄取量和提升食物的品质都非常重要。所有的食物都有升糖指数（GI）存在，举例来说，杂粮饭GI指数比白米饭低，同样一碗白米饭和一碗杂量饭，后者能量要低些。这是"质"的好处，想获取同样多能量的食物可以让您的肚子多填点东西，但如果忽视了"量"大吃大喝，肯定也得胖。

Q27.狼吞虎咽真的比细嚼慢咽要容易发胖吗？

是的，人从吃东西开始到有饱腹感大约需要经过20分钟。但是狼吞虎咽的人在有饱足感之前就把东西全部吃光了，因此会有过量饮食的情况。而且吃太快的话，可能会没有好好咀嚼就吞下去，这种情况之下，消化吸收量就会减少，转变成可用能量的速度也会变慢，储存在体内的无用能量变多。所以千万不可忘记，吃饭的时候一定要细嚼慢咽，对健康和减肥才有益。

Q28.检查说我基础代谢低，这是什么意思？低了就容易长胖吗？

每个人的基础代谢不同，基础代谢量包含着呼吸、调节体温、心脏跳动和细胞活动。基础代谢低是指一天所消耗掉的能量少，属于"节能型"；基础代谢高就表示能量消耗大，属于"耗能型"。因此，"节能型"的人可能容易胖点。但是肥胖是由基础代谢、消化代谢和活动代谢等决定的，影响因素很多，基础代谢低的话，摄入相同食物时身体容易存储多余的能量，但并一定就会长胖。

Q29. 盐吃多了也会发胖，是真的吗？那么一天应该吃多少呢？

可能是真的。盐的成分是钠，而钠会使水滞留在血管里，引发水肿、心血管疾病等。过多的盐可能导致体内水钠潴留，表观上引起体重增加式"虚胖"。更重要的是，澳大利亚迪肯大学发布在《英国营养学杂志》上的一项研究显示，儿童摄入高盐饮食将增加超重或肥胖的风险。世界保健机构建议一天的钠摄取量应该在2000mg以下，那么我们生活中全天盐的用量建议6g以下。

Q30. 有哪些食物是减肥时绝对不能吃的呢？

首先没有绝对不能吃的食物，但是减肥期间不建议吃一些高能量的食物而已。就像不同的衣服适合不同的场合，有些食物适合天天吃、经常吃，有些只适合偶尔品尝。减肥期间尽量不吃/少吃的食物：油炸食物、能看见白色的猪牛羊肉、各种动物皮、坚果、带陷儿的食物、分层的面食、加工食品（饮料、蛋糕、糖果、巧克力、饼干、香肠）、酒、高能量的酱料（沙拉酱、火锅麻酱料）、肉汤（浓汤、白糖等）。尽量吃家里做的饭菜，不下馆子，不吃外卖。如果真的控制不住馋虫，吃了也没关系，下一餐日子过苦一点，保证每日总能量不要超标就行。

Q31. 降低食欲的方法有哪些？

① 改变生活方式，饭前多喝汤、喝水或者饮用膳食纤维，增加饱腹感；细嚼慢咽，选用小碟子、小碗、小盘的餐具，适当增加运动等均可以降低食欲，有助于控制体重，但贵在坚持。

② 人在睡眠状态，身体会分泌瘦体素，这种激素可以抑制食欲。所以为了降低食欲，必须要有充足的睡眠。

③ 玉米须、栀子、黄芪、牡丹皮、枳椇、何首乌、钩藤、银杏叶等中药，存在着天然的食欲调控成分，将其泡水喝，可能会有抑制食欲的效果。

④ 某些食欲调节剂如利莫那班等应慎用，若必须用应遵医嘱使用。

Q32. 白米和糙米有什么差别？

白米在加工过程中碾去了米糠层和胚芽，丢失了对人体健康很重要的营养元素，如维生素、矿物质、膳食纤维等，流失率在70%左右。糙米保留了几乎所有的成分，它的营养价值远大于白米。糙米的内保护皮层的粗纤维和糠蜡含有大量膳食纤维，不仅可预防便秘和肠癌，还有助于降低血脂和控制体重。虽然糙米的营养价值高，但口感较差，所以建议粗细搭配、减肥不累、两全其美。

Q33.真的有只喝水也会胖的体质吗？

很多人常悲观地说自己"喝口水都能长胖"，从能量守恒角度讲是不可能的，水本身不含任何能量，那些自称喝水也会长胖的人，绝对在说谎，或者喝的水有能量如含糖饮料。除了饮食因素，可能就是此类人基础代谢率低，能量消耗少，容易转换成脂肪堆积。另外，在新英格兰医学杂志社上发表的新成果指出：调控肥胖（主要是脂肪燃烧）的基因是IRX3和IRX5，这两个基因能直接调节人体的"产热机制"，从而决定过多摄入的能量去向是消耗还是存储。有了"胖"基因的人，想要减肥的话，难度要大许多，但是只要管住嘴、迈开腿，控制好能量，依旧可以"我的身材我做主"。

Q34.减肥可以不吃早餐吗，或者少吃一顿？

按照我国人民的生活习惯，每日三餐是比较合理的，它不只是为了填饱肚子或是解馋，主要是为了保证身体健康。正常情况下，人体消耗最大是在上午，不论是体力或者脑力劳动都要消耗大量能量，若不进早餐，长期胆汁淤积可能会得胆结石、胆囊炎等疾病，而且到了中午甚至可能发生低血糖，在饥不择食的情况下，吃得更快更饱，胃突然受到大量食物的冲击而超负荷地蠕动，这样暴饮暴食，常易引起急性胰腺炎、胃炎及胃扩张等疾病发作，严重时可造成生命危险。

Q35.一天三餐怎么分配比较好？

一天中能量分配在三餐中的比重是早餐30%左右、午餐40%左右、晚餐30%左右。"早吃好"，要选择易消化吸收，富含优质蛋白的食物，如牛奶、豆浆及鸡蛋等，最好配个素菜。"午吃饱"，肉蛋奶及蔬菜主食等要合理搭配，避免暴食，一般吃到八分饱就可以，同时避免吃高脂肪食物，如蛋黄酱、过多的奶酪、油炸、烧烤食品等。"晚吃少"，尤其不可吃夜宵，宜选择含纤维及碳水化合物多的食物，如蔬菜水果等，主食量应适当减少。

Q36.外出就餐时如何避免摄入过量？

外出就餐食物种类多，能量高，一不小心就会让您的总能量超标，慢慢积攒变成身上多余的肉肉，既然避免不了外出就餐，那就必须有相应的对策来避免发胖。

① 科学点餐，多点不带皮的鸡肉、瘦牛肉和鱼虾类，香肠腌肉类的尽量少点，烹调方式优选清蒸、白灼及清炖等。

② 多吃蔬菜水果等低能量食物，避免饮用含糖饮料和酒精饮品，对于减肥族

来说，多喝茶水或者柠檬水都是不错的选择。

③ 先喝汤后吃饭，撇去浮在汤表面上的油层，坚持细嚼慢咽的好习惯。

④ 少吃餐厅提供的坚果和餐后甜点，精加工的果仁及餐后甜点能量非常高。

Q37. 平时做饭时应该注意什么？

首先粗细搭配很重要，建议用糙米或其他杂粮代替部分细粮，以1∶1配比为二米饭或二米馒头，能量降低且有饱腹感。其次烹调时控制油脂量，以清蒸、清炖及白灼为主，每人每日25g食用油即可，选用多种类的植物油，多做精瘦肉或者鱼虾类，避免肥肉及动物油，少用沙拉酱、蛋黄酱及芝麻酱等高能量调味酱。再者建议晚餐时间在下午6点前，避免做夜宵，否则变成脂肪囤积起来。

Q38. 减肥时是不是只要能耐受，吃得越少越好呢？

当然不是。首先要保证每日基本营养需求，维持基本的生理功能。原则上是要把握摄入量要少于消耗量，只有这样才能有效地消耗体内多余的脂肪，但并非是吃的越少越好，因为摄入量过少，会引起营养不良、消化障碍、内分泌紊乱、情绪低落、疲乏无力等疾病。而且节食会引起基础代谢率下降，如果您恢复正常饮食两三天后就会把刚辛苦减少的体重全部反弹回来，甚至更胖。

Q39. 为什么喝酒会发胖？

酒精并不是我们三大产能营养素之一，但是它却产热，每克乙醇可提供7kcal的能量，远远高于同质量的碳水化合物和蛋白质（4kcal/g），能量大小仅次于脂肪（9kcal/g），它产热并不在体内蓄积，而是快速从身体中散发出去，从而抑制了三大产能营养素的能量，变成脂肪囤积起来。此外饮酒促进食欲，增加食物摄入。同时，由于体内肝脏忙于酒精的代谢，给肝脏带来负担，代谢减慢，也可能引起体内脂肪堆积。

Q40. 吸烟和肥胖有关系吗？

有一定关系。吸烟量与腹型肥胖呈正相关，即吸烟量越大，腹型肥胖发生风险越高，可能与香烟中的尼古丁的抗雌激素作用有关，尼古丁可使体内的内分泌紊乱；另外，尼古丁可提高空腹皮质醇浓度，增加腹部脂肪的积累，而且尼古丁和一氧化碳等烟草有害成分使游离脂肪酸增加，刺激肝细胞大量合成甘油三酯和低密度脂蛋白胆固醇，抑制肝脏微粒体合成高密度脂蛋白胆固醇，进而增加腹型肥胖等代谢综合征的发病率。

Q41. 睡眠和肥胖有关系吗?

睡眠是生活的重要组成部分,中国成年人平均睡眠时间为7 ~ 8小时。睡眠时间是影响瘦素和脑肠肽水平的重要因素,而瘦素和脑肠肽都在调节能量代谢、抑制食欲等方面发挥着重要作用。睡眠时间短降低瘦素水平,影响能量代谢,增强食欲,从而增加不必要的能量摄入,最终导致肥胖。另外,睡眠不足还可能引起疲劳,从而导致身体活动减少,能量消耗减少,最终导致肥胖;同时,睡眠时间短也可能增加进食的机会,从而增加能量摄入,引起肥胖。另外,睡眠超过9小时也可能增加肥胖的风险,这与睡眠时间过长导致能量消耗减少有关。只有适宜的睡眠时间才可能有助于控制体重。

Q42. 哪些饮食习惯易诱发肥胖?

① 过量食用水果。其实有些水果的能量非常高,比如榴莲、芒果、荔枝、龙眼等,大量食用很容易诱发肥胖,另外成品果汁中的糖、甜味剂等添加较多,也不能过量饮用。

② 把玉米、红薯、山药及土豆等高淀粉食物当菜吃。其实它们应该归属于主食类,如果主食不适量减少,把它们当蔬菜一样越吃越多,只会让您不瘦反胖。

③ 把坚果当零食食用。虽然坚果富含蛋白质、多不饱和脂肪酸等营养价值,但其脂肪含量过高,大量食用会让脂肪堆积。

④ 经常食用沙拉酱、芝麻酱及蛋黄酱等高能量调味酱。它们的脂肪含量极高,经常吃肯定发胖。

Q43. 什么是中心性肥胖和全身性肥胖?

世界卫生组织以腰围男性≥102cm,女性≥88cm或者腰围/臀围在男性>1.0、女性>0.9时为内脏型肥胖,即中心性肥胖(或腹型肥胖)。我国成年男性腰围≥90cm(2尺7)为肥胖,女性腰围≥80cm(2尺4)为肥胖。而且男性肥胖几乎都属于中心性肥胖,也就是我们俗称的"将军肚",即苹果型身材,此类人易出现高脂血症、高血糖等代谢综合征。全身性肥胖亦有人称之为臀型肥胖,体重指数>28kg/m^2,患者体内脂肪沉积基本上呈均匀性分布,臀部脂肪堆积明显多于腹部,臀围大于腰围,即常见的梨形身材。

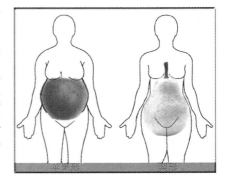

Q44.怎样称体重比较准确呢?

体重受很多因素的影响,其中体内滞留的水分、我们吃下去的食物量,就是最常见的影响体重变动的因素。早上我们刚起床排完便后,空腹状态测量体重是最接近于真实体重的。每次应在同一时候,穿同样重量的内衣称重。可以每天或每周称一次,这样就能及时发现体重的变化而采取针对措施。

Q45.为什么减肥会反弹?

当您好不容易减肥成功后,最担心的一点,莫过于体重反弹问题了。为什么维持减肥后的体重很难?

① 旧习难改,减肥期间执行极其严格的节食计划,瘦身成功后,为了犒劳自己,放松警惕,出去和朋友吃饭,大鱼大肉及过多食用甜点等,这可能会让您又陷入到以前高脂高糖的不良饮食习惯里去。

② 身体已经适应了已有的瘦身锻炼状态,燃烧的能量减少。大脑依然记忆着您原来的身体信息,它会努力调节您的身体向原来长期的肥胖稳态恢复,从而让您的减肥努力付之东流。所以,假如减肥后若想维持体重的话,您应该持之以恒地维持改善后的生活方式,不要松懈。

Q46.为什么胖起来容易瘦起来难?

原因很简单,肥胖事小,饿死事大,长期的进化使我们形成了努力存粮过冬的习惯,从基因层次上就决定了我们必须努力囤积脂肪以备不时之需的本质,我们都是奔跑的骆驼。而减重之所以困难,也如上所述,我们刻意减肥实际上违背了这一生物本性,而且体重增加后维持生存的食量和食欲也水涨船高。假设过去30年每天多摄入了10cal,平均体重就能增加9kg,但是当您想再把这9kg减下去的时候,并不是少吃10cal就可以做到而是需要减少220cal的摄入才可以回到原来的体重。减肥难,贵在意志坚。

Q47.中年发福怎么防治呢?

中年"发福"不是福,而是"发危"。这个阶段很多人都成了大腹便便的成功人士,忙于工作、应酬等,压力山大,危机重重。防治发福问题实际上和其他减肥注意事项别无二致,都要做到:①平衡饮食,适当控制进食量;②控制进食速度;③晚餐要少,不吃夜宵;④食物不要太精细;⑤必须改变爱吃零食的习惯;⑥不要以忙、没时间为借口,挤出时间也要多多合理运动。

Q48.更年期发胖，罪魁祸首只是雌激素吗？

很多人把更年期发胖怪罪雌激素水平下降。参考北美更年期协会（NAMS）意见，这个帽子还真有点大了。雌激素下降的影响，更明显的在于改变脂肪的分布，引导脂肪在腹部堆积，导致身材走形而已。女性40岁以后，肌肉量和基础代谢率呈现逐年下降的趋势。很多女性的运动量也会大大减少。能量消耗减少了，如果吃得跟过去一样多，发胖是必然。此外，更年期身体不适、情绪不稳、与家人同事冲突增多，可能触发情绪化进食，很多女性变得嗜好甜品。所以，年龄增加、生活方式变化才是更年期发胖的主要原因。

Q49.胖的人不容易老年痴呆，是真的吗？

2015年《柳叶刀·糖尿病与内分泌学》的一篇文章分析了近200万名受试者，发现体重过轻的人患老年痴呆症的风险反而比常人和极度肥胖者（BMI > 40）高一点。乍一看，好像是越胖越好了？辛辛苦苦减肥、健身，到老来反而更容易痴呆？那是不是还不如天天靠在沙发上看电视、喝啤酒、吃炸鸡？非也非也。

首先，体重指数（BMI）升高与痴呆风险降低之间的相关关系，不是因果关系，我们不能直接从这个研究得出结论说，肥胖能够预防痴呆。其次，肥胖会导致高血压、心脏病、糖尿病以及某些种类的恶性肿瘤是已经肯定的。最后，正常体重的人群痴呆发病率也比较低，减肥可不是让您减到体重过轻的坑里去，这对过于追求"好女不过百"的人也提了个醒，别走极端，所以综合考虑，我们最好保持健康的生活方式和体重。

Q50.糖尿病和肥胖的相关性有多少？

肥胖与2型糖尿病发病率呈正相关，肥胖程度越严重，2型糖尿病的发病率越高。中度肥胖者糖尿病的发病率高于同年龄正常体重的4倍，而高度肥胖者2型糖尿病的发病率为正常体重的21倍。而且2型糖尿病患者90%呈肥胖状态。目前多数观点认为是由于体脂堆积引起胰岛素抵抗，高胰岛素血症，肌肉及其他组织对葡萄糖的利用降低，容易发生糖耐量减低，进一步发展为糖尿病。

Q51.听说胖的人容易得癌症、冠心病、高血压，寿命短，但又有人说胖的人活得久，究竟是怎样？

肥胖症对人体健康的危害是多方面的，由于体内脂肪沉积过多，影响正常的生理功能，引起代谢紊乱，产生多种危害，肥胖不仅影响人体的体形，行动不便，产生自卑等心理障碍，还会引发高血压、冠心病、糖尿病、动脉粥样硬化、脂肪肝、胆石症、关节炎、高脂血症等一系列危害人体健康的重大疾病。所以，肥胖是引发多种疾病的根源。胖的人活得久只是个误解，那是相对体重过轻、营养不良的患者而言的。

Q52. 减肥时容易掉头发是怎么回事？

减肥会使头发缺乏充足的营养补给，头发如缺少铁的摄入，便会枯黄无泽，最后的结果必然导致大量脱发。除此之外，掉头发还有以下原因。

① 内分泌失调。例如当雄性激素失调后，就很容易引起头发的脱落。

② 新陈代谢失衡。为头发及头皮层提供的营养不足，无法维持头发的正常生理生长过程，就会导致大量头发脱落。

③ 免疫调节失衡。会出现免疫水平低下，容易产生免疫性脱发。

Q53. 减肥期要不吃或少吃哪些食物？

我们前面也反复说过，没有完全不能吃的食物，但减肥期间还是要少吃下列食物。

① 油炸食品。炸油饼、炸薯条、炸鱼、炸鸡、地三鲜、烧茄子、咕咾肉等。油炸食品中含有大量油脂，能量极高，不仅不利于减肥甚至会再次增加体重。

② 加工食品。饮料、蛋糕、糖果、巧克力、饼干。此类食品一般为高油高糖高能量食品，而且作为零食，会在不经意间摄入过量，从而导致长胖。

③ 肉汤。肉汤中会含有大量动物脂肪，而且肉中的嘌呤也都会存在于肉汤中，所以减肥患者一定要避免。

④ 酱料。千岛沙拉酱，奶香沙拉酱，火锅麻酱料等。酱料中油脂含量极高，平时看似不起眼的酱料也是长胖的帮凶。

⑤ 各种动物皮。动物皮下脂肪含量高。鸡翅、鸭翅除了皮瘦肉很少，所以去皮的鸡胸肉是更好的选择。

Q54. 听说女性节食减肥不当会闭经、内分泌失调，是真的吗？

千真万确。因此我们不建议完全通过节食来达到减肥的目的，否则得不偿失。我们可以控制饮食，合理搭配每日三餐，避免油腻、过甜的食物，再加上适量的运动来逐步减肥。健康的减肥方式才能帮您成功瘦身，盲目的节食减肥不仅会导致身体出现疾病，再停止节食时还很快会出现反弹等现象。

Q55.肥胖的人或者减肥时容易便秘怎么办?

肥胖的人减肥时容易造成便秘是因为摄入碳水化合物减少导致消化道内纤维素不足,再加上大量运动,身体中水分大量流失。我们建议您在减肥期间要注意补充纤维素,纤维素除了可以防止便秘,还可以吸附肠内油脂。我们可以多吃富含纤维素的粗粮、水果和蔬菜,实在吃不够,相关制剂凑,水溶性膳食纤维产品现在市场上也很普遍。每天保证至少1800mL水摄入,也可以加餐饮用一些酸奶,可以帮助改善肠道菌群。

Q56.常见低能量水果有哪些?

水果因为富含维生素和无机物质,不可或缺。大致来说,水果的能量偏低,以100的基准来看,哈密瓜有35cal的能量、橘子47cal、香蕉81cal、西瓜21cal、西红柿22cal、苹果50cal左右。

Q57.晚餐只吃水果的话也会发胖吗?

晚餐只吃水果的话也是可能会发胖的,主要还得看您吃了多少,即每天摄入的总量。若是摄取过多水果的话,过多碳水化合物也会转化成为脂肪的,切记切记。

Q58.为什么有人说减肥时吃地瓜、南瓜和土豆代替主食好呢?

在减肥期间所摄取的饮食,不仅要考虑到血糖生成指数和能量,还要考虑到脂肪和蛋白质的含量。地瓜、南瓜、土豆含有丰富的食物纤维,能量也适中,可以代替部分主食,既增加饱腹感,又能降低总能量的摄入,有利于减肥取得成效。

Q59.为什么有人说减肥期间要经常吃香蕉呢?

如果单单吃某一种食物就能减肥,您确实想多了,不过减肥期间经常吃香蕉等富含膳食纤维的水果,还是有帮助的。香蕉有润肠通便作用,可以防止减肥期间出现的便秘问题。

Q60.减肥后容易骨质疏松是真的吗?

这种可能性很大,减肥不仅会消耗身体中储存的脂肪,同样会损失骨重,骨密度下降了,就患上了骨质疏松的疾病。为了预防骨质疏松的情况,我们可以在平时适量的做一些运动,这样可以强壮骨骼。同时要补充足量的钙中国人每日的钙摄取推荐量为600~800mg,对特殊人群、儿童、青少年、孕妇、更年期妇女、老人,应给予的钙量为800~1500mg。饮食中的牛奶、奶酪、酸奶等奶制品的补钙效果最好。

Q61.哪些食物有助于改善骨质疏松症呢？

相关营养因素包括钙、磷、维生素D和维生素C等。

宜选的食物有：含钙丰富的食物如奶类及其制品、虾皮、海带、大豆及其制品等；含维生素D丰富的食物如沙丁鱼、鲑鱼、青鱼、鸡蛋等；各种主食，特别是发酵谷类；各种蔬菜水果，尤其是绿叶蔬菜（含草酸高的除外）。

忌（少）选食物：忌用含高磷酸盐添加剂的食品，动物肝脏含磷比钙高20～50倍，也应注意使用量。若食用含草酸高的菠菜、空心菜、冬笋、茭白、洋葱头等，最好先焯后烹调。

Q62.减肥和维生素有啥关系？

成功减肥需要运动与饮食控制。运动训练加强能量代谢。维生素作为能量代谢辅助因子，适量供应会有利于产生能量并改善神经系统功能。早年的研究已证实，肌肉活动可加速维生素缺乏的发生，并使其症状加重。缺乏或不足时会对运动能力产生不利的作用，表现为倦怠、食欲缺乏、头痛、便秘、易怒、疲劳、活动能力减弱、抵抗力下降，做功效率降低。额外补充维生素的目的是增强运动能力，延缓疲劳发生和加速能量恢复。但补充大剂量维生素制剂不仅花费大，而且某些脂溶性维生素可在体内蓄积，引起副作用。因此建议尽量从天然食物中获取充足的维生素，或者在营养师指导下补充维生素制剂，来辅助减肥。

Q63.富含脂肪的肉，汆烫过后再食用就没事儿了吗？

汆烫可以去除肉表面的血水、浮沫等，但附着在肉内的脂肪并不能完全去除掉。很多人在吃五花肉的时候，都会认为汆烫的方式可以让油脂全部去除，但事实上五花肉的脂肪并没有就此消失殆尽。因此在减肥的时候，还是以摄取瘦肉为好，比如里脊肉、鸡胸脯肉等。

Q64.反式脂肪和饱和脂肪是一回事吗？

反式脂肪酸不是天然产物，主要是油脂氢化物和高温加热（＞220℃）产生，如人造黄油和高温油炸食物。饱和脂肪酸天然存在于动物脂肪及乳脂中，这些食物也富含胆固醇。两者摄入过多都对健康不利，但前者应该完全避免，却不应该完全限制饱和脂肪酸的摄入，后者合理摄入对于维持机体健康也是必要的。

Q65.为什么减肥时要常吃燕麦片或一些粗粮？

答案是"膳食纤维"。高膳食纤维膳食包括燕麦片、粗粮、蔬菜等。膳食纤维能增加唾液量、增加咀嚼，减少能量的摄入，增加胃内的填充物，延缓胃内容物的排空，使葡萄糖的吸收趋于平缓，减少胰岛素的分泌，增加饱腹感、减少消化率，增加粪便体积等。

Q66. 一天的能量摄入可以低于1000kcal吗？

人体的生长发育和维持正常的生命活动均需要一定的能量。一天至少需要摄取1000kcal以上才不损健康。女性一天所设定的摄取量是1200 ~ 1500kcal，而男性则是1500 ~ 1800kcal。长期摄入不足会导致营养不良、人体代谢紊乱等。

Q67. 只要做好饮食调整的话，就可以减轻体重吗？

实际上，任何肥胖的膳食治疗方案，都应该配合运动，以便取得更好的减肥效果。因为单从能量代谢的角度讲，控制能量摄入和增加能量消耗是调节能量负平衡的两个主要途径。运动除了有利于减肥外，还有以下益处：①有助于维持减肥状态，防止反弹；②改善代谢紊乱；③改善心情和健康状态；④预防多种慢性疾病。因此，不管是否进行膳食减肥，都应该把运动作为任何减肥计划的一个有机组成部分。

Q68. 为什么已经吃得很少了，却还是瘦不下来？

已经吃得很少了却还是胖，有几方面原因：①基础代谢率低；②活动量降低，少吃也少动；③饮食习惯较差等。觉得自己吃得少还减不下来，必然有自己忽视的原因，要么再加大运动量，或者去医院找营养师帮助分析。

Q69. 若想减肥，最晚几点前应该结束用餐？

进食结束的时间并非关键，肥胖的最主要元凶在于能量过剩。但人们晚上活动量少，减少晚上进食量较有利于减肥。因此，晚上可采用低能量、低脂肪、高膳食纤维饮食，正常情况下吃七八成饱，无论几点吃，争取饭后4小时再入睡，并适当运动增加消耗量，脂肪自然就不会堆积。如果您睡觉时间是10点左右的话，晚上6点前结束用餐当然是最理想的。

Q70. 想增加肌肉，一定要摄取蛋白质吗？

是的，高蛋白饮食可以有效增加肌肉组织。保证摄入充足的能量和有效的运动锻炼，并一定范围内合理增加总蛋白质摄入量，可以增加肌肉力量，修复肌肉组织损伤。

B 运动甲乙问

Q71.什么运动减肥肉？

有氧运动可以有效地燃烧脂肪，也可以使身体的循环系统持续良好地运行。通常方式为快走、慢跑、游泳、跳舞、跳绳、骑自行车等。运动前需做热身运动，运动强度因人而异。每次运动最好是持续做完，中间不要停止，运动持续时间应该不少于20分钟，以40～50分钟为宜，每周可进行3～5次有氧运动。遵循循序渐进的原则，运动强度应从低强度向中等强度过度，运动次数由少增多，达到适合的减肥运动量。当然，有氧运动是主力，抗阻力运动和无氧运动等方式对减脂也有帮助，应该协同进行效果更佳。

Q72.什么运动长肌肉？

在有氧运动的基础上，增加肌肉的抗阻运动，可以使肌肉增长。比如杠铃、哑铃操、俯卧撑、仰卧起坐等。对女性朋友而言，如果只是想单纯减重而不想长肌肉，应该听从专业医师或者运动教练的指导。但减肥过程中，应该有氧运动和抗阻运动间断同时进行，以取得更好的减肥效果。

Q73.怎么判断是中等还是轻体力活动？

① 极轻体力活动。以坐姿或站立为主的活动，如开会、开车、缝纫、烹调、打牌、听音乐、绘画等。

② 轻体力活动。指在水平面上走动，扫卫生、看护小孩，打高尔夫球等。

③ 中等体力活动。这类活动包括行走、除草、负重行走、打网球、跳舞、滑雪、骑自行车等。

④ 重体力活动。负重爬山、伐木、手工挖掘、打篮球、登山、踢足球等。

⑤ 极重体力活动。运动员高强度的职业训练或世界级比赛。

Q74.肥胖者运动中关节疼痛怎么办，又想运动又想保护膝关节应该怎么做？

肥胖者下肢负重过大，运动自然会对膝关节造成损伤。运动前，建议尽量选择专业一点的运动场地和运动装备，最好充分做好伸展运动和热身运动；运动中，尽量按照标准、专业的动作去训练，减少运动伤害；在进行对抗性运动中，运动时一定要在自己的能力范围内，量力而行，避免受伤。保护膝关节的运动项目中，游泳是最适合不过了，当然，跑步、走路也可以，但是最好不要爬山、爬楼梯，爬楼梯和爬山容易损害膝关节。

Q75.如何改变静坐少动的生活方式？

每个成年人每天最好进行累计不少于30分钟的体育锻炼或体力劳动。尽量减少看电视，使用计算机的时间。赋乐于动，做力所能及的家务劳动，打扫室内卫生，主动与儿童游戏，进行家庭园艺劳动等，改变静坐少动的习惯。

Q76.运动时间应该怎么安排合理？

每天8 ～ 12时、14 ～ 17时是力量和耐力处于相对最佳状态的时间。若在此时间内进行健身和运动，将会收到很好的效果。而3 ～ 5时、12 ～ 14时则是相对最低状态，如在此时间内从事体育运动，易出现疲劳，且运动量过大时发生运动损伤的概率较大。

到底什么时候锻炼好？人云亦云，自说自话，各有争议。但于健康而言，无论什么年龄、哪个时间点开始运动，只要累积达到运动强度和时间都会有效，并没有严格统一的标准，随时开始、掌握强度、方便即可，但请一定注意安全。

Q77.对于爱好晨跑的人应该注意什么？

其实晨跑不是好习惯。除了因为空腹影响消化道功能和大脑营养供应，有可能引起低血糖外，早晨的城市空气里弥散着PM 2.5颗粒物（尤其是雾大时），这时，跑步时的深呼吸就会把大量的颗粒物吸入到肺里。因此，如果您是爱好晨跑的人，切记宜晚不宜早。

按照常规，晨跑的最佳时间是在太阳刚刚升起不久，这时雾气散去空气清新，一般是在7时左右。晨跑时速度不宜太快，应以慢跑为主，时间最好在30分钟以上。因为慢跑属于有氧运动，有氧运动至少要30分钟以上才会消耗身体内的能量，从而达到减肥的目的。

有的人喜欢早上空腹运动，认为这样会充分燃烧脂肪，其实存在一些隐患，特别是对于老年人和糖尿病患者，早上血压变化较大，空腹运动也容易发生低血糖，还会增加心脏和肝脏负担，容易引发心律不齐，甚至猝死，因此晨跑前一定要做热身运动，可以使身体从相对安静状态逐步过渡到肌肉适度紧张状态，以适应跑步的需要。老年人，特别是糖尿病患者，不建议空腹晨练，运动前半小时应该吃点清淡、易消化的食物。其他人要注意晨跑后需要先休息15～30分钟才可以进食，一般宜选择清淡且较营养的食品，如牛奶、鸡蛋、面包、水果等。

Q78. 对于爱好夜跑的人应该注意什么？

晚上运动，人的体力和肢体反应的敏感性及适应性均会达到高峰，从而使心跳增快和血压上升的幅度均比较缓慢，比较有利于身体活动。但要注意把握好最佳时间。最好是在晚饭后一小时或睡前两小时之间进行。通常是在9时左右。运动的时间为30～60分钟。过短无法起到消耗脂肪的作用，过长则会过度疲劳，影响睡眠。除此之外，还得注意下面几点。

① 跑步速度要放慢。强度过高会令神经兴奋，影响睡眠。并且周围环境黑暗，速度太快易出现危险。慢跑是有氧运动，减脂效果比快跑更有效。

② 应穿亮色衣服。夜里穿亮色的衣服，可以提高自身辨识度，能让路上行人及车辆注意到，避免发生危险。

③ 夜跑应注意补水。夜里运动也会令人出汗。运动后要注意补水，但不要喝得太多，喝水的时候要慢，这样更有利于水分吸收。

Q79. 日常生活中的体力活动对减肥有帮助吗？

体力活动对减肥具有重要作用。大多数人都知道，打球、游泳、跑步等运动能够让人们健身减肥，所以只要提到运动，总会想到操场、体育馆、健身房等地方。其实，在生活中增加运动的方法有很多，有些小活动虽然不起眼，只要积少成多，同样可以促进人体健康。如果把健身减肥的目标融入日常活动，生活中会增加许多乐趣，繁琐的家事也会成为美妙的健美操。

不过如果想要减肥，这些日常活动恐怕就远远不够了，必须达到有效运动的强度，并累积一定的时间才行。这是因为减肥取决于人们日常的运动强度、运动量、饮食结构、生活习惯等综合因素的影响和制约。而运动强度、运动量则列在前两位。因此，日常体力活动有帮助，但效果可能会差点。

Q80. 参加多少运动才能获得健康益处？

运动医学专家认为，5分钟的高强度锻炼就能带来健康益处，15分钟的快走或骑自行车也能取得同样效果。减肥人群每天应保证30分钟的有效运动时间，适量的跑步、骑车、游泳等运动都能够达到减肥效果。每天慢跑30分钟（3000米）以上最利于减肥，但一次强力锻炼不宜超过30分钟。

坚持运动3个月后才能体现减肥效果。这是因为人体吸收新技能的生理进程是有周期性的。从事运动应该将有氧运动和无氧运动相结合。有氧运动燃烧脂肪速度快，无氧运动则增强耐力。在运动过程中，应该把自己喜爱的运动项目放在首位，如慢跑、步行、骑自行车、健身气功、太极拳、广场舞、游泳等。也可以做一些简单易行的，如俯卧撑、仰卧起坐、哑铃操等，这样才能够坚持下去，持续获得减肥的效果。

Q81.有氧运动和抗阻运动有何区别?

有氧运动是指人体在氧气供应充分的情况下进行的运动。有氧运动的特点是强度低、有节奏、持续时间较长。人体进行有氧运动一般要求每周进行3 ~ 5次，每次锻炼时间不少于30分钟。长期进行有规律的有氧运动可以消耗体内脂肪，增强和改善心肺功能，预防骨质疏松。

抗阻运动是指肌肉在克服外来阻力时所进行的运动。抗阻运动是力量训练，通过抗阻运动可以提高机体新陈代谢率，也就是提高机体消耗脂肪的能力，因而抗阻运动有助于增加机体肌肉的含量和骨骼密度。

因而，我们可以得出这样的结论：有氧运动主要是通过增加耗氧量来调动机体燃烧脂肪，而抗阻运动是通过增加肌肉代谢率促使脂肪燃烧。

Q82.运动会增加食欲吗，如果增加的话那岂不是白费劲?

有部分人可能有这样的经验：正常运动时需要消耗大量能量，完了又很想吃东西。而进行高强度的运动后又会出现恶心、呕吐、食欲下降等症状。这是机体的正常反应，所以在运动前后合理安排饮食很重要。

Q83.如何燃烧、利用更多身体脂肪?

人体内脂肪组织主要分为白色脂肪和棕色脂肪两种类型，白色脂肪主要分布在皮下组织，以甘油三酯的形式储存能量，而棕色脂肪在成人体内含量很少，具有分解白色脂肪成二氧化碳、水和能量的功能。体育锻炼作为消耗人体能量的主要运动形式，可通过多种信号途径提高体内棕色脂肪的形成。高强度间歇锻炼、空腹锻炼等更有助于促进棕色脂肪的形成，减少白色脂肪的量。

Q84.肥胖者参加多少运动才能保持减肥效果?

肥胖者减重后治疗的维持非常重要，机体存在多种机制调控能量平衡以维持自身体重相对稳定，通常减重计划后结束一年，大部分人恢复到已减掉体重的30% ~ 35%，4年内恢复到减重前的水平。参加慢跑、自行车、游泳、健身操等有规律的有氧运动，有助于维持机体能量平衡。最新版中国超重／肥胖医学营养治疗专家共识（2016版）指出：每周进行高强度体力活动（如200 ~ 300分／周），规律检测体重变化，对于肥胖者来说能够有效保持减重效果。

Q85.穿上减肥衣再做运动，能事倍功半瘦得更快吗？

减肥衣是采用无毒塑料薄膜或防水透气的PU涂层织物的材料做成的密封套入式上衣和裤子，在四肢、腰部、领口的开口处采用束带或松紧带束扣在人体上。减肥衣由于其独特的材料和设计特点而具有使用方便、隔水、蒸汗效果好的特点，而依靠蒸汗出来的汗水大多是水分，并不燃烧脂肪，因而减肥效果并不实在，而真正具有减肥效果的是通过运动使体内脂肪燃烧。

Q86.减肥没时间运动怎么办？

这里要特别推荐一种短期的高强度间歇训练（HIIT）减肥法，这是因为人体在较长时间的中低强度有氧运动中确实是以脂肪供能为主的，在运动中也确实可以消耗大量的脂肪，但是大强度运动除了在运动中会消耗大量脂肪以外，运动后的恢复期会消耗更多的能量来促进身体恢复，这时也是以脂肪供能为主的。因此，人体在大强度运动后的恢复期比中低强度有氧运动会消耗更多的身体脂肪。很多研究都证实了这种运动减肥方法既能节约时间，又能取得卓效的减肥成绩，唯一的缺点可能就是累点，您需要做好吃苦的准备。但这种方法需要考虑身体健康状况、有无潜在心血管疾病等。身体状况好而且无心血管系统疾病者，可以采用大强度间歇运动减肥；如果身体条件较差，应该以低强度有氧运动方式减肥。

Q87.腰疼时，应该如何运动？

不合理的抬举重物动作或长期反复的外力造成轻微损害，加重了椎间盘退变的程度，突发暴力导致对椎间盘的较大创伤等危险因素导致腰疼，最先应该做的事就是去医院接受治疗。如果只是因为肌肉量不足，而不是很严重的腰椎间盘问题的话，除了消除患病因素、药物治疗、物理治疗等常规手段外，也可以通过运动疗法（即功能锻炼）。运动疗法包括躯干活动度练习、拉伸练习、筋膜放松和力量（抗阻力）训练等级中方式。接受专业康复医生或是体能训练师的指导来做，才是最有效也最安全的。

Q88.超重孕妇该如何运动才安全？

只要身体没问题都可以运动，不要规定运动量，不以减肥为目的。超重孕妇可以做点日常的家务活，比如打扫卫生、做饭、买菜等，或做操来控制体重，游泳绝对是最适合孕妇的运动项目，可以帮助改善血液循环、心肺功能，但不建议孕末期还游泳。超重孕妇每天吃完饭可以下楼到空旷的地方走一走，30分钟左右适宜，只是最好在天气不错的时候出门走走，天气不佳的话可以在家走走。

Q89.爬楼梯运动有助于孕妇顺产是真的吗？

划不来。这是因为爬楼梯多了有损关节。对于孕妇来说，上楼、下楼时，人的膝盖弯曲，承受的压力是正常行走的三倍，对膝关节不好。看不清台阶，很危险，就算有家人在旁搀扶着爬楼梯，排除掉摔跤的风险，孕妇自身的体重也较重，为了保持平衡，孕妇身体会微倾，腰椎和腹部的压力会增大，既给自己的身体增加负担，又给胎儿造成压力。爬楼梯对于孕妇来说不是合适的运动。而对于住的地方没有电梯的孕妇来说，因为孕妇多是孕前就每天上下楼，上下楼对她们来说是日常生活，只要注意安全就好。总之是不用特意爬楼梯。

Q90.产后减肥做什么运动好？

产后太急着减肥，利用节食或做一些运动，这是不可取的方法。产后运动需要先经过3个月的恢复期，产后的身体需要时间恢复，运动也要循序渐进地做。可以先轻松简单的肌力运动、健走运动、游泳等，比较有益于身体健康。产后减肥不能过早地做过激烈的运动，如跳绳、骑脚踏车等。在生产过后，骨密度会比较低，过激烈或过度运动会导致肌肉和骨头损伤。

Q91.老年人减重做什么运动既有效又安全呢？

老年肥胖者往往患有糖尿病、高血压、高脂血症等疾病，故在运动时更要注意安全性。一般减重的理想心率是最大心率的70%，所以，针对老年人的身体情况和年龄特征，运动的理想心率大约每分钟110次。运动形式：长距离步行、慢跑、游泳、爬山、登楼梯、太极拳、广场舞等。运动时间：每次运动时间应控制在30～40分，下午运动最好，中老年人运动最好定时、定量，常年不懈。

Q92.我天天行走2万步，为什么减肥效果还是不明显呢？

人体每天摄入的能量和消耗的能量有一个差值，如果摄入大于消耗，那么体重就会上升；反之，则下降。其中，摄入的能量就是通过饮食来调节；消耗的能量则靠运动量来影响。有的人每天大鱼大肉、高油脂饮食，摄入的能量高，单靠步行等运动消耗的能量少，那肯定减肥失败。一般说来，散步的强度肯定不够，步速一定要中快速（10分钟1000步以上的速度），而且延续时间一定要每次超过45分钟以上，这样才有可能取效。

Q93.什么运动有助于减肚子，仰卧起坐，还是呼啦圈？

仰卧起坐属于肌肉训练，而不是燃烧脂肪的有氧运动。也就是说，它能有效锻炼腹部肌肉，但是并不会使赘肉减少。转呼啦圈既不是肌肉运动，也不是有氧运动，然而可以起到刺激皮下脂肪的作用。结合现代人快节奏的生活特点，只有持续做20分钟以上的有氧运动，才能燃烧脂肪。譬如短期的高强度间歇训练（HIIT）就能有效提高平素缺乏运动的人的运动耐量，达到"减肚子"的目的。

Q94.听说按摩可以减肥，哪里不要减哪里，有这么神奇吗？

按摩能通过疏通经络、理顺气血调整内脏平衡的方法抑制食欲，减少能量摄入，从而达到减肥的效果。现在认为，按摩可以改变肥胖者的物质代谢，也可以提高交感神经的兴奋性，促进肝糖原和脂肪的分解，减少脂肪的沉积，从而实现减肥的目的。但是，人体真的不是橡皮人，哪里胖捏哪里，可以让您随心所欲、舒舒服服地躺着就能瘦身，这只是个辅助方式，没那么神奇。

Q95.运动强度越大，流的汗越多，减肥效果越好吗？

出汗越多并不代表减肥效果越好。汗液的排出，有调节体温的作用，同时也排出部分代谢废物，这是一种反射活动。汗腺的分泌可由温热性刺激或精神紧张引起。正常出汗对人体健康有利。但是出汗过多就可能导致脱水或水电解质紊乱，从而出现头晕眼花、腹痛等症状。出汗的过程主要是把体内的多余能量散发出去，大量出汗导致人体处于失水状态，只能暂时减轻体重。真正减肥还是减少脂肪。

Q96.早上运动会引起低血糖吗，晚上运动会影响睡眠吗？

有很多的人一说起运动往往就容易盲目的进行，尤其是中老年人喜欢都晨练，但是，某些特殊人群如老年人和糖尿病患者早上晨练弊大过于利，甚至还有可能造成意外!清晨大多数人都是空腹锻炼，这样极易诱发低血糖，甚至引起低血糖昏迷。因此及时检查运动前后的脉搏和血糖水平也是帮助患者加强病情监控的好方法哦!所以老年人和糖尿病患者尤应注意避免空腹锻炼。

运动生理学专家认为，不同阶段进行体育锻炼对睡眠的影响效果不同，下午和傍晚适度进行体育锻炼，对睡眠的改善相当明显。晚间是否适于健身要根据不同人的作息习惯。但是无论几点健身，睡觉前一小时就应该停止运动，以免影响睡眠。

Q97. 冠心病患者是否需要静养而不该运动？

有目的、适度而有规律的运动，不仅能促进全身血液循环，改善血管内皮功能，稳定冠状动脉斑块，降低血栓栓塞的风险，还能促进侧支循环建立、改善心功能，增加心脏储备能力，改善生活质量，降低冠心病患者再住院率和死亡率。病情稳定的患者早期活动有利于减轻心肌梗死的心室重构，改善心功能。需要注意的是，患者进行活动必须在心电监测下进行，要遵循循序渐进步骤，从仰卧位到坐位，到站立，到床边活动，到室内活动，再到室外活动，切忌运动过早、时间过长、强度过大。逐渐完成四步运动康复步骤后基本可以进行日常生活活动。冠心病患者在运动时要进行临床评估，结合患者年龄、性别、心脏疾病诊断、运动耐量、功能能力、危险因素和并发症等，并结合患者动机、喜好、运动经验、体力活动水平和阻碍增加体力活动的社会因素。所以，还是要宜动不宜静！

Q98. 高血压患者运动后会不会血压更高、更危险？

运动对血压也是有影响的，按规律来说就是运动时收缩压可能升高，但舒张不变或者是稍有下降。高血压患者晨起时血压最高，如果此时运动锻炼是比较危险的（当然是血压控制不好的情况下），因此凌晨4～7时是恶性事件的高发时段，最好是避开这时间进行运动锻炼，对老年人来说最佳的锻炼时间是傍晚。运动降压只适用于临界高血压病、一期和二期高血压病以及部分病情稳定的三期高血压病患者。三期不稳定的高血压病患者，出现严重并发症的高血压患者，出现抗高血压药不良反应未能控制的高血压病患者以及运动中血压过度增高的患者，全都不能采用运动的方法来降压。另外，运动降压要讲究方法。力量型运动和快速跑步属于无氧运动，会导致血压快速大幅升高，对高血压患者来说有一定的风险。步行、慢跑、骑自行车、游泳、慢节奏交谊舞或体操等都是不错的选择。就运动强度而言，每天总运动时间为30～60分钟，每周运动3～7天，强度不要太大。

Q99. 运动可以改善忧郁症吗？

忧郁症是一种与心理障碍有关的精神性疾病，患者在积极配合临床治疗的同时，应重视运动辅助疗法，可以帮助患者尽早摆脱忧郁的阴影。运动可以帮助人们减少压力，增强心肺功能，增强新陈代谢，放松心情，减轻抑郁情绪，缓解压力、焦虑，使人精力充沛，提高自信及自尊。从实践来看，运动疗法安全、有效而且简单易行，是疗效非常不错的忧郁症自我治疗方法。

Q100.运动是否有助于降血糖和血脂？

糖尿病患者适当的运动可增加机体组织对胰岛素的敏感性，从而使血中葡萄糖被肌肉等组织的利用增加，使血糖降低。有些轻度患者，运动锻炼配合饮食治疗，甚至可以使血糖稳定在正常水平。中重度糖尿病患者，只要恰当进行运动，也有利于病情的改善。运动是糖尿病治疗的一个重要方面。另外，适当强度和运动量的持久锻炼，能减轻高脂血症，改善血脂构成，纠正人体生理、生化代谢失调，使脂质代谢朝着有利于健康的方向发展。

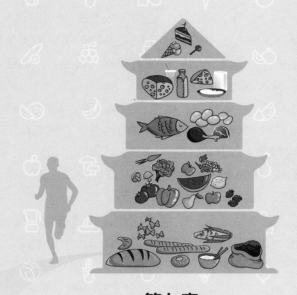

第九章

减肥食游记——食谱举例

第一节
减肥食谱制订原则

食谱即膳食计划，科学合理的膳食计划是确保减肥成功的重要环节。

食谱编制应满足人体对能量、蛋白质、脂肪及各种矿物质和维生素的需要，做到食物品种齐全，数量充足，选定的食物应符合营养与食品卫生的要求，每天食物在各餐中应分配适当，具体编制方法如下。

① 要根据自己的年龄、身体状况、体型、劳动强度、饮食习惯、经济条件以及对减肥的要求来确定一个可行的能量；既不要吃得过少，速成减肥，影响工作和长久的健康；也不要吃得过多，影响减肥效果和减肥信心。

② 烹调方法要合理，选择健康的烹调方式，多采用蒸、卤、烩、炖、拌、汆等方法，烹调中尽量做到不放糖、不油炸、不勾芡。

③ 注意搭配技巧，既要保证每日的营养需要，注意膳食平衡，做到荤、素、汤、米、面、点心、肉、蛋、奶、豆、蔬果等主副食俱全；也要注意食物的搭配技巧和搭配艺术，如营养搭配、粗细搭配、干稀搭配等，使食物组合更具食欲。

④ 注意食物既要好消化又要有饱腹感。混合食物一般在胃内停留4～5小时，食谱可根据自己情况安排3～5餐为宜，厚腻食物不要集中在一餐或一日中，尽量控制到饭前半小时有饥饿感为佳。

第二节
男女一周减肥食谱举例

一、男性减肥食谱举例

1700kcal一周减肥食谱

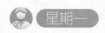 星期一

早　餐　脱脂牛奶（牛奶200mL）

五香蛋（鸡蛋50g）

麦胚面包（面粉50g）

洋葱拌胡萝卜木耳（洋葱50g、胡萝卜25g、木耳5g）

木瓜（木瓜100g）

早加餐　无糖酸奶（酸奶100mL）

午　餐　蘑菇牛肉丸柿椒（蘑菇50g、牛肉100g、柿子椒50g）

西红柿紫菜豆腐汤（西红柿50g、紫菜2g、豆腐25g）

糙米饭（糙米50g、大米50g）

晚　餐　虾仁毛豆茭白丁（虾仁100g、毛豆50g、茭白50g）

上汤（去油）娃娃菜（娃娃菜200g）

红薯（红薯200g）

晚加餐　猕猴桃（猕猴桃100g）

备　注　全天食用油25g、盐6g

星期二

早　餐　脱脂牛奶（牛奶200mL）

茶蛋（鸡蛋50g）

炝青笋条（青笋100g）

草莓（草莓100g）

早加餐　无糖酸奶（酸奶100mL）

午　餐　什锦砂锅豆腐（瘦肉75g、豆腐50g、香菇5g、冬笋50g、海米5g）

扒菜胆（菜心200g）

心里美萝卜条（心里美萝卜100g）

二米饭（大米75g、小米25）

晚　餐　手撕鸡（鸡脯肉100g、黄瓜100g）

上汤（去皮）碎盖菜（盖菜200g）

薏米莲子粥（薏米10g、莲子5g、大米15g）

菜团子（玉米面25g、面粉25g、小白菜50g、香菇5g、虾皮5g）

晚加餐　圣女果（小西红柿100g）

备　注　全天食用油25g、盐6g

177

星期三

早　餐　脱脂牛奶（牛奶200mL）
　　　　卤鸡蛋（鸡蛋50g）
　　　　香葱小花卷（面粉50g）
　　　　热拌金针菇菠菜（金针菇25g、菠菜75g）
　　　　小黄瓜（黄瓜100g）
早加餐　无糖酸奶（酸奶100mL）
午　餐　豉汁蒸鲈鱼（鲈鱼150g）
　　　　蒜蓉奶白菜（奶白菜200g）
　　　　酸辣汤（豆腐25g）
　　　　紫米饭（大米75g、紫米25g）
晚　餐　小碗牛肉白萝卜（牛肉100g、白萝卜100g）
　　　　蒜蓉油麦菜（油麦菜200g）
　　　　小米粥（小米25g）
　　　　蒸老玉米（鲜玉米棒200g）
晚加餐　柚子（柚子100g）
备　注　全天食用油25g、盐6g

星期四

早　餐　脱脂牛奶（牛奶200mL）
　　　　鹌鹑蛋（鹌鹑蛋50g）
　　　　烤面包片（面包片50g）
　　　　西芹白干（西芹75g、白豆干20g）
　　　　芦柑（芦柑100g）
早加餐　无糖酸奶（酸奶100mL）
午　餐　清蒸鸡条冬笋（鸡脯肉100g、冬笋50g）
　　　　蒜蓉芥蓝（芥蓝200g）
　　　　海带棒骨汤（去油不肉）（猪棒骨100g、干海带10g）
　　　　糙米饭（糙米50g、大米50g）
晚　餐　肉片彩椒香菇荷兰豆（瘦肉75g、彩椒25g、香菇5g、荷兰豆25g）

瑶柱冬瓜（瑶柱5g、冬瓜200g）

紫米粥（紫米10g、大米15g）

玉米面饼（玉米面25g、面粉25g）

晚加餐 草莓（草莓100g）

备 注 全天食用油25g、盐6g

 星期五

早 餐 脱脂牛奶（牛奶200mL）

五香蛋（鸡蛋50g）

菜团子（玉米面25g、面粉25g、小白菜50g、香菇5g、虾皮5g）

热拌豆芽胡萝卜青笋（豆芽25g、胡萝卜25g、青笋25g）

猕猴桃（猕猴桃100g）

早加餐 无糖酸奶（酸奶100mL）

午 餐 蒸肉饼（瘦肉100g、冬笋25g、口蘑25g）

蒜蓉菜心（菜心200g）

菌菇鸡汤（平菇25g、杏鲍菇25g）

二米饭（大米75g、小米25g）

晚 餐 酱牛肉拼盘（牛肉100g、西蓝花50g、小西红柿50g）

蒜蓉鸡毛菜（鸡毛菜200g）

大米粥（大米25g）

紫米发糕（紫米25g、面粉25g）

晚加餐 白兰瓜（白兰瓜100g）

备 注 全天食用油25g、油6g

星期六

早 餐 脱脂牛奶（牛奶200mL）

香葱蒸水蛋（鸡蛋50g）

虾皮素菜包（面粉50g、小白菜50g、虾皮5g、香菇5g）

爽口大白菜彩椒豆腐丝（大白菜25g、彩椒25g、豆腐丝50g）

小黄瓜（黄瓜100g）

早加餐　无糖酸奶（酸奶100mL）

午　餐　薏米香菇炖土鸡（去皮）（薏米10g、香菇5g、土鸡100g）

蒜蓉鸡毛菜（鸡毛菜200g）

鱼汤白萝卜丝（白萝卜50g）

紫米饭（大米75g、紫米25g）

晚　餐　三文鱼（芥末汁）（三文鱼100g）

上汤金针菇菠菜（金针菇50g、菠菜150g）

西红柿疙瘩汤（西红柿50g、面粉25g）

蒸老玉米（鲜玉米棒200g）

晚加餐　鸭梨（鸭梨100g）

备　注　全天食用油25g、盐6g

星期日

早　餐　脱脂牛奶（牛奶200mL）

卤鸡蛋（鸡蛋50g）

麦胚面包（面粉50g）

炝炒白干黄瓜条（白豆干25g、黄瓜75g）

菠萝（菠萝100g）

早加餐　无糖酸奶（酸奶100mL）

午　餐　涮羊肉（羊肉100g、麻酱10g）

什锦蔬菜拼（豌豆尖100g、生菜100g、豆腐50g、魔芋50g、红薯50g）

荞麦面（荞麦面100g）

晚　餐　汆丸子冬瓜（瘦肉100g、冬瓜50g）

海米油菜（海米5g、油菜200g）

菜粥菜（青菜25g、大米25g）

金银卷（面粉25g、玉米面25g）

晚加餐　芦柑（芦柑100g）

备　注　全天食用油15g、盐6g

二、女性减肥食谱举例

1400kcal一周减肥食谱举例

星期一

早　餐	脱脂牛奶（牛奶250mL） 香葱蒸水蛋（鸡蛋50g） 热拌金针菇菠菜（金针菇25g、菠菜75g） 全麦馒头（全麦面粉50g） 小黄瓜（黄瓜100g）
午　餐	双冬烧牛肉丸（牛肉75g、冬笋75g、冬菇5g） 大拌菜（生菜75g、黄瓜75g、紫甘蓝50g） 鱼汤萝卜丝（不肉）（萝卜50g） 糙米饭（糙米50g）
晚　餐	盐水虾（海虾100g） 蒜蓉鸡毛菜（鸡毛菜200g） 西红柿紫菜豆腐汤（西红柿50g、紫菜2g、豆腐50g） 红薯（红薯150g）
晚加餐	柚子（柚子100g）
备　注	全天食用油15g、盐6g

星期二

早　餐	脱脂牛奶（牛奶250mL） 卤鸡蛋（鸡蛋50g） 紫米发糕（面粉35g、紫米15g） 炝黄瓜条（黄瓜100g） 木瓜（木瓜100g）
午　餐	鸡米菜包（生菜50g、鸡脯肉50g、白豆干50g、香菇5g、冬笋25g） 炝炒豌豆尖（豌豆尖200g） 紫米饭（紫米25g、大米50g）
晚　餐	手撕兔肉（兔肉100g、柿子椒100g） 蒜蓉油麦菜（油麦菜200g）

红枣银耳羹（小枣3个、银耳5g）

菜团子（玉米面25g、面粉25g、小白菜50g、香菇5g、虾皮5g）

晚加餐　猕猴桃（猕猴桃100g）

备　注　全天食用油15g、盐6g

星期三

早　餐　脱脂牛奶（牛奶250mL）

茶蛋（鸡蛋50g）

全麦面包（全麦面包75g）

热拌洋葱柿子椒木耳（洋葱25g、柿子椒75g、木耳2g）

小西红柿（西红柿100g）

午　餐　三文鱼（芥末汁）（三文鱼100g）

上汤娃娃菜（娃娃菜200g）

酸辣汤（豆腐50g）

二米饭（小米25g、大米50g）

晚　餐　西红柿炖牛肉（西红柿100g、牛肉50g）

香菇油菜（香菇5g、油菜200g）

紫米粥（黑米10g、大米15g）

蒸老玉米（鲜玉米棒200g）

晚加餐　草莓（草莓100g）

备　注　全天食用油15g、盐6g

星期四

早　餐　脱脂牛奶（牛奶250mL）

鹌鹑蛋（鹌鹑蛋50g）

虾皮素菜包（面粉50g、虾皮5g、香菇5g、小白菜50g）

西芹白干（西芹75g、白豆干25g）

芦柑（芦柑100g）

午　餐　蒸鸡肉饼（鸡肉100g、冬笋25g、口蘑25g）

蒜蓉菜心（菜心200g）

　　　　　海带棒骨汤（去油不肉）（猪棒骨100g、干海带10g）

　　　　　糙米饭（糙米50g、大米25g）

晚　　餐　肉丝魔芋蒜苗（瘦肉50g、魔芋100g、蒜苗50g）

　　　　　上汤（去油）金针菇菠菜（金针菇50g、菠菜150g）

　　　　　西红柿疙瘩汤（西红柿100g、面25g）

　　　　　玉米面饼（面粉15g、玉米面10g）

晚加餐　白兰瓜（白兰瓜100g）

备　　注　全天食用油15g、盐6g

星期五

早　　餐　脱脂牛奶（牛奶250mL）

　　　　　五香蛋（鸡蛋50g）

　　　　　香葱花卷（面粉50g）

　　　　　爽口彩椒大白菜豆腐丝（彩椒25g、大白菜50g、豆腐丝25g）

　　　　　猕猴桃（猕猴桃100g）

午　　餐　虾球西蓝花（虾仁100g、西蓝花100g）

　　　　　蒜蓉芥蓝（芥蓝200g）

　　　　　菌菇汤（平菇25g、杏鲍菇25g）

　　　　　紫米饭（紫米25g、大米50g）

晚　　餐　水饺（面粉50g、猪肉75g、芹菜50g）

　　　　　蒸茄泥（茄子100g）

　　　　　三色豆芽（胡萝卜25g、柿子椒25g、豆芽50g）

　　　　　水饺汤

晚加餐　苹果（苹果100g）

备　　注　全天食用油15g、盐6g

星期六

早　　餐　脱脂牛奶（牛奶250mL）

　　　　　蒸水蛋（鸡蛋50g）

　　　　　菜团子（玉米面25g、面25g、小白菜50g、虾皮5g、香菇5g）

小葱拌豆腐（豆腐100g、香葱10g）

柚子（柚子100g）

午　餐　姜葱鸡（去皮）（鸡块75g、柿子椒100g）

耗油生菜（生菜200g）

木须汤（黄花2g、木耳2g、鸡蛋25g）

二米饭（小米25g、大米50g）

晚　餐　清蒸鳕鱼（鳕鱼100g）

手撕包菜（包菜200g）

绿豆粥（绿豆10g、大米15g）

红薯（红薯100g）

晚加餐　鸭梨（鸭梨100g）

备　注　全天食用油15g、盐6g

星期日

早　餐　脱脂牛奶（牛奶250mL）

鹌鹑蛋（鹌鹑蛋50g）

全麦面包（全麦面包75g）

炝炒白干青笋（白豆干25g、青笋75g）

菠萝（菠萝100g）

午　餐　汆丸子冬瓜（瘦肉50g、冬瓜50g）

小炒有机菜花（菜花150g、胡萝卜50g）

西红柿豆腐汤（西红柿50g、豆腐25g）

糙米饭（糙米50g、大米25g）

晚　餐　三鲜荞麦面（荞麦面50g、鸡肉50g、虾仁25g、香菇5g）

炝黄瓜条（黄瓜100g）

虾皮小白菜（虾皮5g、小白菜100g）

晚加餐　芦柑（芦柑100g）

备　注　全天食用油15g、盐6g

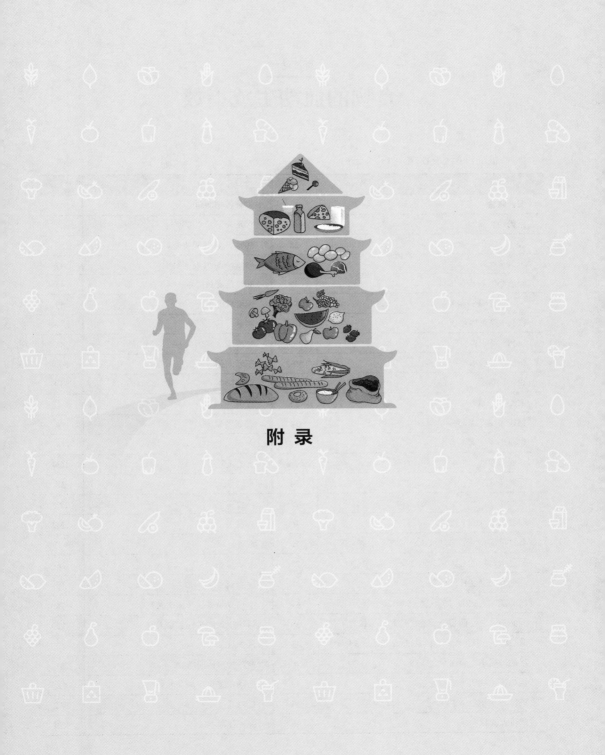

附 录

附录一
食物的血糖生成指数

附表1 低血糖指数的食物（GI＜55）

食物	GI	食物	GI
混合膳食		混合谷物面包	45
猪肉炖粉条	16.7	含水果干的小麦面包	47
饺子（三鲜）	28	50%～80%碎小麦粒面包	52
米饭+鱼	37	45%～50%燕麦麸面包	47
硬质小麦粉肉馅馄饨	39	80%燕麦粒面包	45
包子（芹菜猪肉）	39.1	黑麦粒面包	50
馒头+芹菜炒鸡蛋	48.6	稻麸	19
馒头+酱牛肉	49.4	全麦维（家乐氏）	42
饼+鸡蛋炒木耳	52.2	玉米面粥	50.9
谷类粮食		玉米糁粥	51.8
大麦粒（煮）	25	**豆类**	
整粒黑麦（煮）	34	大豆罐头	14
整粒小麦（煮）荞麦	41	大豆	18
荞麦方便面	53.2	五香蚕豆	16.9
荞麦（煮）	54	扁豆	38
黑米	42.3	冻豆腐	22.3
即食大米（煮1分钟）	46	豆腐干	23.7
含直链淀粉高的半熟大米（煮、黏米类）	50	炖鲜豆腐	31.9
强化蛋白质的意大利式细面条（煮7分钟）	27	红小扁豆	26
意大利式全麦粉细面条	37	绿小扁豆	30
白的意大利式细面条（煮15～20分钟）	41	小扁豆汤罐头（加拿大）	44
线面条（通心面粉，实心，约1.5mm粗）	35	绿小扁豆罐头（加拿大）	52
通心粉（管状，空心，约6.35mm粗，煮5分钟）	45	四季豆	27
粗的硬质小麦扁面条	46	高压处理的四季豆	34
加鸡蛋的硬质小麦扁面条	49	四季豆罐头（加拿大）	52
75%～80%大麦粒面包	34	绿豆	27.2
50%大麦粒面包	46	绿豆挂面	33.4

食物	GI	食物	GI
利马豆加5g蔗糖	30	牛奶（加糖和巧克力）	34
利马豆（棉豆）	31	牛奶蛋糊（牛奶+淀粉+糖）	43
利马豆加10g蔗糖	31	低脂冰淇淋	50
冷冻的嫩利马豆（加拿大）	32	**饼干**	
利马豆加15g蔗糖	54	达能牛奶香脆	39.1
粉丝汤（豌豆）	31.6	达能闲趣饼干	39.1
干黄豌豆（煮，加拿大）	32	燕麦粗粉饼干	47.1
鹰嘴豆	33	**水果及水果产品**	
咖喱鹰嘴豆罐头（加拿大）	41	樱桃	22
鹰嘴豆罐头（加拿大）	42	李子	42
青刀豆（加拿大）	39	柚子	25
青刀豆罐头	45	鲜桃	28
黑眼豆	42	天然果汁桃罐头	30
罗马诺豆	46	糖浓度低的桃罐头（加拿大）	52
根茎类食品		生香蕉	30
土豆粉条	13.6	熟香蕉	52
甜土豆（白薯、甘薯、红薯）	54	干杏	31
雪魔芋	17	梨	36
藕粉	32.6	苹果	36
苕粉	34.5	柑	43
蒸芋头	47.9	葡萄	43
山药	51	猕猴桃	52
牛奶食品		水蜜桃汁	32.7
低脂奶粉	11.9	苹果汁	41
降糖奶粉	26	巴梨汁罐头（加拿大）	44
老年奶粉	40.8	未加糖的菠萝汁（加拿大）	46
克糖奶粉	47.6	未加糖的柚子果汁	48
低脂酸乳酪（加人工甜味剂）	14	可乐	40.3
低脂酸乳酪（加水果和糖）	33	**糖及其他**	
一般的酸乳酪	36	果糖	23
牛奶（加人工甜味剂和巧克力）	24	乳糖	46
全脂牛奶	27	花生	14
牛奶	27.6	西红柿汤	38
脱脂牛奶	32	巧克力	49

附表2　中等血糖指数的食物（GI=55～70）

食物	GI	食物	GI
米饭+芹菜+猪肉	57.1	比萨饼（含乳酪，加拿大）	60
米饭+蒜苗	57.9	蒸粗麦粉	65
米饭+蒜苗+鸡蛋	67.1	裂荚的老豌豆汤（加拿大）	60
馒头+黄油	68	嫩豌豆汤罐头（加拿大）	66
玉米粉+人造黄油（煮）	69	黑豆汤（加拿大）	64
大麦粉	66	黄豆挂面	66.6
荞麦面面条	59.3	煮的白土豆	56
荞麦面馒头	66.7	烤的白土豆（加拿大）	60
甜玉米（煮）	55	蒸的白土豆	65
（粗磨）玉米粉（煮）	68	油炸土豆片	60.3
二合面窝头	64.9	煮土豆	66.4
含直链淀粉高的白大米（煮、黏米类）	59	鲜土豆	62
意大利式硬质小麦细面条（煮12～20分钟）	55	白土豆泥	70
细的硬质小麦扁面条	55	甜菜	64
80%～100%大麦粉面包	66	冰淇淋	61
粗面粉面包	64	油酥脆饼（澳大利亚）	55
汉堡包（加拿大）	61	高纤维黑麦薄脆饼干	64
新月形面包（加拿大）	67	营养饼	65.7
白高纤维小麦面包	68	竹芋粉饼干	66
全麦粉面包	69	小麦饼干	70
白小麦面面包	70	糖浓度高的桃罐头	58
黑麦粉面包	65	淡味果汁杏罐头	64
燕麦麸	55	淡黄色无核小葡萄	56
小麦片	69	（无核）葡萄干	64
黑五类	57.9	芒果	55
小米粥	61.5	巴婆果	58
大米糯米粥	65.3	麝香瓜	65
大米粥	69.4	菠萝	66
即食羹	69.4	橘子汁	57
爆玉米花	55	芬达软饮料（澳大利亚）	68
酥皮糕点	59	蔗糖	65

附表3　高血糖指数的食物（GI＞70）

食物	GI	食物	GI
米饭+猪肉	73.3	蚕豆	79
牛肉面	88.6	用微波炉烤的白土豆	82
含直链淀粉低的半熟大米（煮）白大米	87	土豆泥	73
含直链淀粉低的白大米（煮）	88	土豆方便食品	83
大米饭	88	无油脂烧烤土豆	85
小米（煮）	71	胡萝卜	71
糙米（煮）	87	蒸红薯	76.7
糯米饭	87	酸奶	83
面条（一般的小麦面条）	81.6	苏打饼干	72
去面筋的小麦面包	90	格雷厄姆华夫饼干（加拿大）	74
法国棍子面包	95	华夫饼干（加拿大）	76
白小麦面包	105.8	香草华夫饼干（加拿大）	77
玉米片	73	膨化薄脆饼干（澳大利亚）	81
高纤维玉米片	74	米饼	82
可可米（家乐氏）	77	西瓜	72
卜卜米（家乐氏）	88	蜂蜜	73
桂格燕麦片	83	白糖	83.8
油条	74.9	葡萄糖	97
烙饼	79.6	麦芽糖	105
即食大米（煮6分钟）	87	南瓜	75
白小麦面馒头	88.1	胶质软糖	80

附录二
常见食物能量和营养成分

（100g可食部分）

编号	食品名称	热量/kcal	蛋白质/g	脂肪/g	糖类/g	维生素A/μg	维生素B₁/mg	维生素B₂/mg	维生素C/mg	铁/mg	锌/mg	碘/μg
主食类												
1	大黄米	349	14	2.7	67.6	0	0.3	0.09	0	5.7	3.05	

189

续表

编号	食品名称	热量/kcal	蛋白质/g	脂肪/g	糖类/g	维生素A/μg	维生素B₁/mg	维生素B₂/mg	维生素C/mg	铁/mg	锌/mg	碘/μg
2	大麦	307	10	1.4	63.4	0	0.43	0.14	0	6.4	4.36	
3	稻米	346	9	0.6	76	0	0.13	0.03	0	0.9	1.54	2.3
4	方便面	472	10	21.1	60.9	0	0.12	0.06	0	4.1	1.06	
5	麸皮	220	16	4	30.1	20	0.3	0.3	0	9.9	5.98	
6	高粱米	351	10	3.1	70.4	0	0.29	0.1	0	6.3	1.64	
7	挂面	347	10	0.6	75.7	0	0.2	0.04	0	3.2	0.74	
8	黑米	333	9	2.5	68.3	0	0.33	0.13	0	1.6	3.8	
9	花卷	217	6	1	45.6	0	0.05	0.02	0	0.4	1	
10	黄米	342	10	1.5	72.5	0	0.09	0.13	0	0	2.07	
11	煎饼	333	8	0.7	74.7	0	0.1	0.04	0	7	1.62	
12	苦荞麦粉	304	10	2.7	60.2	0	0.32	0.21	0	4.4	2.02	
13	馒头	208	6	1.2	43.2	0	0.02	0.02	0	1.7	0.4	
14	面筋	490	27	25.1	39.1	0	0.03	0.05	0	2.5	2.29	
15	面条	285	9	1.1	59.5	0	0.18	0.04	0	2	0.83	
16	米饭	117	3	0.3	26	0	0.02	0.03	0	2.2	1.36	
17	米粉	355	7	0.1	81.2	0	0.02	0.02	0	3.2	0.8	
18	米粥	46	1	0.3	9.8	0	0.02	0.03	0	0.1	0.2	
19	糯米	344	9	1	74.7	0	0.1	0.03	0	0.8	1.2	3.8
20	小麦标准粉	344	11	1.5	71.5	0	0.28	0.08	0	3.5	1.64	2.9
21	小麦精粉	350	10	1.1	74.6	0	0.17	0.06	0	2.7	0.97	2.9
22	小米	358	9	3.1	73.5	17	0.33	0.1	0	5.1	1.87	3.7
23	小米粥	46	1	0.7	8.4	0	0.02	0.07	0	1	0.41	
24	燕麦片	367	15	6.7	61.6	0	0.3	0.13	0	7	2.59	
25	薏米	357	13	3.3	69.1	0	0.22	0.15	0	3.6	1.68	
26	油饼	399	8	22.9	40.4	0	0.11	0.05	0	2.3	0.97	
27	莜麦片	385	12	7.2	67.8	3	0.39	0.04	0	13.6	2.21	
28	油条	386	7	17.6	50.1	0	0.01	0.07	0	1	0.75	
29	鲜玉米	106	4	1.2	19.9	0	0.16	0.11	16	1.1	0.9	
30	玉米面	340	8	4.5	66.9	0	0.34	0.06	0	1.3	1.22	
31	玉米糁	347	8	3	72	0	0.1	0.08	0	2.4	1.16	
豆类及其制品												
32	扁豆	256	19	1.3	42.2	0	0.33	0.11	0	4	1.93	

续表

编号	食品名称	热量 /kcal	蛋白质/g	脂肪/g	糖类/g	维生素A /μg	维生素B₁ /mg	维生素B₂ /mg	维生素C /mg	铁 /mg	锌 /mg	碘 /μg
33	蚕豆	304	25	1.1	49	8	0.13	0.23	0	2.9	4.76	
34	臭干	99	10	4.6	4.1	0	0.02	0.11	0	4.2	0.98	
35	南豆腐	49	5	1.9	2.9	0	0.06	0.03	0	0.8	0.55	
36	北豆腐	98	12	4.8	1.5	5	0.05	0.03	0	2.5	0.63	7.7
37	豆腐干	140	16	3.6	10.7	0	0.03	0.07	0	4.9	1.76	46.2
38	豆腐花	401	10	2.6	84.3	42	0.02	0.03	0	3.3	0.75	
39	豆腐卷	200	18	13.9	1	0	0.02	0.04	0	6.2	2.48	
40	豆腐脑	10	2	0.8	0	0	0.04	0.02	0	0.9	0.49	
41	豆腐皮	409	45	17.4	18.6	0	0.31	0.11	0	30.8	3.81	
42	豆腐丝	201	22	10.5	5.1	5	0.04	0.12	0	9.1	2.04	
43	油豆腐丝	300	24	17.1	12.3	3	0.02	0.09	0	5	2.98	
44	豆腐渣	35	3	0.8	3.7	0	0.01	0.05	0	0	0	
45	豆浆	13	2	0.7	0	15	0.02	0.02	0	0.5	0.24	
46	豆浆粉	422	20	9.4	64.6	0	0.07	0.05	0	3.7	1.77	
47	豆奶	30	2	1.5	1.8	0	0.02	0.06	0	0.6	0.24	
48	豆沙	243	6	1.9	51	0	0.03	0.05	0	8	0.32	
49	腐乳	151	12	8.1	7.6	15	0.02	0.21	0	11.5	1.67	
50	腐竹	459	45	21.7	21.3	0	0.13	0.07	0	16.5	3.69	
51	高蛋白豆粉	414	17	7.1	71	0	1.1	0.68	0	0	0	
52	黑豆	381	36	15.9	23.3	5	0.2	0.33	0	7	4.18	
53	红豆馅	240	5	3.6	47.2	0	0.04	0.05	0	1	0.89	
54	花豆	315	17	1.4	58.4	47	0.14	0.1	0	5.9	3.4	
55	黄豆	359	35	16	18.6	37	0.41	0.2	0	8.2	3.34	9.7
56	黄豆粉	418	33	18.3	30.5	63	0.31	0.22	0	8.1	3.89	25
57	豇豆	315	19	0.4	58.9	3	0.22	0.09	0	7.9	1.61	
58	绿豆	316	22	0.8	55.6	22	0.25	0.11	0	6.5	2.18	
59	绿豆饼	122	15	1.2	12.7	0	0.07	0.02	0	1	0.42	
60	绿豆面	330	21	0.7	60	15	0.45	0.12	0	8.1	2.68	
61	卤干	336	15	16.7	31.8	0	0.03	0.14	0	3.9	3.61	
62	青豆	373	35	16	22.7	132	0.41	0.18	0	8.4	3.18	
63	素大肠	153	18	3.6	12	0	0.02	0.02	0	3.8	4.03	
64	素火腿	211	19	13.2	3.9	0	0.01	0.03	0	7.3	1.96	

续表

编号	食品名称	热量/kcal	蛋白质/g	脂肪/g	糖类/g	维生素A/μg	维生素B₁/mg	维生素B₂/mg	维生素C/mg	铁/mg	锌/mg	碘/μg
65	素鸡	192	17	12.5	3.3	10	0.02	0.03	0	5.3	1.74	
66	素鸡虾	576	28	44.4	16.6	0	0.04	0.02	0	6.3	2.49	
67	素鸡丝卷	186	11	13.7	4.5	5	0.03	0.04	0	6	1.52	
68	素什锦	173	14	10.2	6.3	0	0.07	0.04	0	6	1.25	
69	酥香兰花豆	416	13	13.6	60.5	0	0.26	0.17	0	2.3	2.43	
70	花豌豆	318	23	1	54.3	47	0.29	0.1	0	5.9	2.29	
71	豌豆	313	20	1.1	55.4	42	0.49	0.14	0	4.9	2.35	
72	红小豆	309	20	0.6	55.7	13	0.16	0.11	0	7.4	2.2	
73	油豆腐	244	17	17.6	4.3	5	0.05	0.04	0	5.2	2.03	
74	油炸豆瓣	405	25	9.8	54	0	0.11	0.2	0	1.9	4.01	
75	油炸豆花	400	33	14.8	33.3	0	0.04	0.26	0	0	0	
76	芸豆	296	23	1.4	47.4	0	0.18	0.26	0	4	2	
77	杂豆	316	8	1	68.6	0	0.24	0.2	0	3	0.7	
蔬菜类												
78	扁豆	37	3	0.2	6.1	25	0.04	0.07	13	1.9	0.72	2.2
79	荷兰豆	27	3	0.3	3.5	80	0.09	0.04	16	0.9	0.5	0.9
80	黄豆芽	44	5	1.6	3	5	0.04	0.07	8	0.9	0.54	
81	豇豆	29	3	0.2	4	20	0.07	0.07	18	1	0.94	
82	绿豆芽	18	2	0.1	2.1	3	0.05	0.06	6	0.6	0.35	
83	毛豆	123	13	5	6.5	22	0.15	0.07	27	3.5	1.73	
84	鲜豌豆	105	7	0.3	18.2	37	0.43	0.09	14	1.7	1.29	
85	豌豆苗	29	3	0.6	2.8	17	0.05	0.05	0	1.8	0.47	
86	百合	162	3	0.1	37.1	0	0.02	0.04	18	1	0.5	
87	甘薯	99	1	0.2	23.1	125	0.04	0.04	26	0.5	0.15	
88	胡萝卜	37	1	0.2	7.7	688	0.04	0.03	13	1	0.23	
89	芥菜头	33	2	0.2	6	0	0.06	0.02	34	0.8	0.39	
90	白萝卜	31	1	0.2	6	10	0.04	0.06	14	0.8	0.34	
91	土豆	76	2	0.2	16.5	5	0.08	0.04	27	0.8	0.37	1.2
92	藕	70	2	0.2	15.2	3	0.09	0.03	44	1.4	0.23	2.4
93	藕粉	372	0	0.1	92.9	0	0.01	0.01	0	41.8	0.15	
94	山药	56	2	0.2	11.6	0	0.05	0.02	5	0.3	0.27	
95	竹笋	19	3	0.2	1.8	5	0.08	0.08	5	0.5	0.33	

编号	食品名称	热量/kcal	蛋白质/g	脂肪/g	糖类/g	维生素A/μg	维生素B₁/mg	维生素B₂/mg	维生素C/mg	铁/mg	锌/mg	碘/μg
96	白菜	21	2	0.2	3.1	42	0.06	0.07	47	0.5	0.21	
97	菠菜	24	3	0.3	2.8	487	0.04	0.11	32	2.9	0.85	
98	菜花	24	2	0.2	3.4	5	0.03	0.08	61	1.1	0.38	
99	葱头	39	1	0.2	8.1	3	0.03	0.03	8	0.6	0.23	1.2
100	茴香菜	24	3	0.4	2.6	402	0.06	0.09	26	1.2	0.73	
101	茭白	23	1	0.2	4	5	0.02	0.03	5	0.4	0.33	
102	大叶芥菜	14	2	0.4	0.8	283	0.02	0.11	72	1	0.41	
103	金针菜	199	19	1.4	27.2	307	0.05	0.21	10	8.1	3.99	
104	韭菜	26	2	0.4	3.2	235	0.02	0.09	24	1.6	0.43	
105	芦笋	18	1	0.1	3	17	0.04	0.05	45	1.4	0.41	
106	芹菜	20	1	0.2	3.3	57	0.02	0.06	8	1.2	0.24	0.7
107	生菜	13	1	0.3	1.3	298	0.03	0.06	13	0.9	0.27	
108	蒜黄	21	3	0.2	2.4	47	0.05	0.07	18	1.3	0.33	
109	蒜苗	37	2	0.4	6.2	47	0.11	0.08	35	1.4	0.46	
110	茼蒿	21	2	0.3	2.7	252	0.04	0.09	18	2.5	0.35	
111	蕹菜	20	2	0.3	2.2	253	0.03	0.08	25	2.3	0.39	
112	莴苣笋	14	1	0.1	2.2	25	0.02	0.02	4	0.9	0.33	
113	苋菜	31	3	0.4	4.1	248	0.03	0.1	30	2.9	0.7	
114	香椿	47	2	0.4	9.1	117	0.07	0.12	40	3.9	2.25	
115	小白菜	15	2	0.3	1.6	280	0.02	0.09	28	1.9	0.51	10
116	西蓝花	33	4	0.6	2.7	1202	0.09	0.13	51	1	0.78	
117	油菜	23	2	0.5	2.7	103	0.04	0.11	36	1.2	0.33	
118	圆白菜	22	2	0.2	3.6	12	0.03	0.03	40	0.6	0.25	
119	冬瓜	11	0	0.2	1.9	13	0.01	0.01	18	0.2	0.07	
120	佛手瓜	16	1	0.1	2.6	3	0.01	0.1	8	0.1	0.08	
121	黄瓜	15	1	0.2	2.4	15	0.02	0.03	9	0.5	0.18	0.2
122	苦瓜	19	1	0.1	3.5	17	0.03	0.03	56	0.7	0.36	
123	丝瓜	20	1	0.2	3.6	15	0.02	0.04	5	0.4	0.21	
124	西瓜	34	1	0.2	7.9	13	0.02	0.04	7	0.5	0.1	
125	西葫芦	18	1	0.2	3.2	5	0.01	0.03	6	0.3	0.12	0.4
126	灯笼椒	22	1	0.2	4	57	0.03	0.03	72	0.8	0.19	9.6
127	西红柿	19	1	0.2	3.5	92	0.03	0.03	19	0.4	0.13	2.5

续表

编号	食品名称	热量/kcal	蛋白质/g	脂肪/g	糖类/g	维生素A/μg	维生素B₁/mg	维生素B₂/mg	维生素C/mg	铁/mg	锌/mg	碘/μg
128	尖辣椒	23	1	0.3	3.7	57	0.03	0.04	62	0.7	0.22	
129	茄子	21	1	0.2	3.6	8	0.02	0.04	5	0.5	0.23	1.1
130	平菇	20	2	0.3	2.3	2	0.06	0.16	4	1	0.61	
水果类及果脯类												
131	菠萝	41	1	0.1	9.5	33	0.04	0.02	18	0.6	0.14	4.1
132	草莓	30	1	0.2	6	5	0.02	0.03	47	1.8	0.14	
133	橙	47	1	0.2	10.5	27	0.05	0.04	33	0.4	0.14	0.9
134	柑	51	1	0.2	11.5	148	0.08	0.04	28	0.2	0.08	
135	橄榄	49	1	0.2	11.1	22	0.01	0.01	3	0.2	0.25	
136	鲜桂圆	70	1	0.1	16.2	3	0.01	0.14	43	0.2	0.4	
137	桂圆肉	313	5	1	71.5	0	0.04	1.03	27	3.9	0.65	
138	果丹皮	321	1	0.8	77.4	25	0.02	0.03	3	11.6	0.73	
139	海棠脯	286	1	0.2	70.4	10	0.02	0.05	0	3.1	0.27	
140	红果	95	1	0.6	22	17	0.02	0.02	53	0.9	0.28	
141	金糕	176	0	0.3	43.7	3	0.18	0.07	4	1.8	0.1	
142	芦柑	43	1	0.2	9.7	87	0.02	0.03	19	1.4	0.1	
143	橘子	38	1	0.2	7.9	493	0.25	0.03	10	0.2	0.09	5.3
144	雪花梨	41	0	0.1	9.8	17	0.01	0.01	4	0.3	0.06	0.7
145	鸭梨	43	0	0.2	10	2	0.03	0.03	4	0.9	0.1	0.7
146	鲜荔枝	70	1	0.2	16.1	2	0.1	0.04	41	0.4	0.17	
147	芒果	32	1	0.2	7	1342	0.01	0.04	23	0.2	0.09	
148	柠檬	35	1	1.2	4.9	0	0.05	0.02	22	0.8	0.65	
149	柠檬汁	26	1	0.2	5.2	0	0.01	0.02	11	0.1	0.09	
150	枇杷	39	1	0.2	8.5	117	0.01	0.03	8	1.1	0.21	
151	国光苹果	54	0	0.3	12.5	10	0.02	0.03	4	0.3	0.14	
152	富士苹果	45	1	0.4	9.6	100	0.01	0.01	2	0.7	0.03	
153	香蕉苹果	49	0	0.2	11.5	3	0.02	0.03	4	0.3	0.02	
154	苹果酱	277	0	0.1	68.7	2	0.28	0.02	1	1.3	0.08	
155	苹果脯	336	1	0.1	83.3	12	0.01	0.09	1	1.6	0.16	
156	巨峰葡萄	50	0	0.2	11.6	5	0.03	0.01	4	0.6	0.14	
157	玫瑰香葡萄	50	0	0.4	11.1	3	0.02	0.02	4	0.1	0.03	
158	葡萄干	341	3	0.4	81.8	0	0.09	0.02	0	9.1	0.18	

续表

编号	食品名称	热量 /kcal	蛋白 质/g	脂肪 /g	糖类 /g	维生 素A /μg	维生 素B$_1$ /mg	维生 素B$_2$ /mg	维生 素C /mg	铁 /mg	锌 /mg	碘 /μg
159	桑葚	49	2	0.4	9.7	5	0.02	0.06	20	0.4	0.26	
160	柿	71	0	0.1	17.1	20	0.02	0.02	30	0.2	0.08	6.3
161	柿饼	250	2	0.2	60.2	48	0.01	0.01	0	2.7	0.23	
162	石榴	64	1	0.0	14.5	0	0.05	0.03	13	0.2	0.19	
163	久保桃	41	1	0.1	9.4	3	0.04	0.04	8	0.4	0.14	
164	蜜桃	41	1	0.2	9	2	0.02	0.03	4	0.5	0.06	
165	无花果	59	2	0.1	13	5	0.03	0.02	2	0.1	1.42	
166	香蕉	91	1	0.2	20.8	10	0.02	0.04	8	0.4	0.18	2.5
167	杏	36	1	0.1	7.8	75	0.02	0.03	4	0.6	0.2	
168	杏脯	329	1	0.6	80.2	157	0.02	0.09	6	4.8	0.56	
169	椰子	231	4	12.1	26.6	0	0.01	0.01	6	1.8	0.92	
170	樱桃	46	1	0.2	9.9	35	0.02	0.02	10	0.4	0.23	
171	柚	41	1	0.2	9.1	2	0.02	0.03	23	0.3	0.4	
172	鲜枣	122	1	0.3	28.6	40	0.06	0.09	243	1.2	1.52	
173	中华猕猴桃	56	1	0.6	11.9	22	0.05	0.02	62	1.2	0.57	
干果类												
174	干枣	298	2	0.4	71.6	2	0.08	0.15	7	2.1	0.45	
175	蜜枣	321	1	0.2	78.6	5	0.01	0.1	55	3.5	0.25	
176	白果	355	13	1.3	72.6	0	0	0	0	0.2	0.69	
177	干核桃	627	15	58.8	9.6	5	0.15	0.14	1	2.7	2.17	
178	花生	298	12	25.4	5.2	2	0.1	0.04	14	3.4	1.79	
179	炒花生	589	22	48	17.3	10	0.13	0.12	0	1.5	2.03	
180	花生仁	563	25	44.3	16	5	0.72	20.13	2	2.1	2.5	2.7
181	炒花生仁	581	24	44.4	21.2	5	0.12	0.1	0	6.9	2.82	2.7
182	葵花子	597	24	49.9	13	5	0.36	0.2	0	5.7	6.03	
183	炒葵花子	616	23	52.8	12.5	5	0.43	0.26	0	6.1	5.91	
184	葵花子仁	606	19	53.4	12.2	5	1.89	0.16	0	2.9	0.5	
185	莲子	201	3	0.5	46.2	0	0.04	0.09	0	0.3	0.2	
186	干莲子	344	17	2	64.2	0	0.16	0.08	5	3.6	2.72	
187	干栗子	345	5	1.7	77.2	5	0.08	0.15	25	1.2	1.32	
188	鲜栗子	185	4	0.7	40.5	32	0.14	0.17	24	1.1	0.57	
189	毛核桃	174	12	6.7	16.3	0	0.09	0.1	40	0	0	10.4

续表

编号	食品名称	热量/kcal	蛋白质/g	脂肪/g	糖类/g	维生素A/μg	维生素B₁/mg	维生素B₂/mg	维生素C/mg	铁/mg	锌/mg	碘/μg
190	炒南瓜子	574	36	46.1	3.8	0	0.08	0.16	0	6.5	7.12	
191	南瓜子仁	566	33	48.1	0	0	0.23	0.09	0	1.5	2.57	
192	山核桃	601	18	50.4	18.8	5	0.16	0.09	0	6.8	6.42	10.4
193	炒核桃	619	14	58.5	9	5	0.08	0.11	0	5.2	5.49	
194	松子	640	13	62.6	8.6	7	0.41	0.09	0	5.9	9.02	12.3
195	松子仁	698	13	70.6	2.2	2	0.19	0.25	0	4.3	4.61	12.3
196	炒西瓜子	573	33	44.8	9.7	0	0.04	0.08	0	8.2	6.76	
197	西瓜子仁	555	32	45.9	3.2	0	0.2	0.08	0	4.7	0.39	
198	杏仁	514	25	44.8	2.9	0	0.08	1.25	26	1.3	3.64	8.4
199	榛子	542	20	44.8	14.7	8	0.62	0.14	0	6.4	5.83	6.3
200	炒榛子	594	31	50.3	4.9	12	0.21	0.22	0	5.1	3.75	6.3
肉食类												
201	火腿肠	212	14	10.4	15.6	5	0.26	0.43	0	4.5	3.22	46.2
202	香肠	508	24	40.7	11.2	8	0.48	0.11	0	5.8	7.61	91.6
203	小泥肠	295	11	26.3	3.2	8	0.16	0.07	0	1.1	1.24	
204	叉烧肉	279	24	16.9	7.9	16	0.66	0.23	0	2.6	2.42	
205	狗肉	116	17	4.6	1.8	157	0.34	0.2	0	2.9	3.18	
206	金花火腿	318	16	28	0	20	0.51	0.18	0	2.1	2.26	1.9
207	酱驴肉	160	34	2.8	0	8	0.02	0.11	0	4.2	4.63	
208	酱牛肉	246	31	11.9	3.2	11	0.05	0.22	0	4	7.12	1.2
209	腊肉	181	22	9	2.6	8	0.9	0.11	0	2.4	2.26	
210	牛肉	98	20	2	0.1	2	0.02	0.18	0	2.1	1.22	10.4
211	兔肉	102	20	2.2	0.9	212	0.11	0.1	0	2	1.3	
212	瘦羊肉	118	21	3.9	0.2	11	0.15	0.16	0	3.9	6.06	7.7
213	猪肝	129	19	3.5	5	4972	0.21	2.08	2	22.6	5.78	16.4
214	猪肉后臀尖	331	15	30.8	0	16	0.26	0.11	0	1	0.84	1.7
215	猪肉里脊	155	20	7.9	0.7	5	0.47	0.12	0	1.5	2.3	1.7
216	猪肉松	396	23	11.5	49.7	44	0.04	0.13	0	6.4	4.28	37.7
217	猪蹄	266	23	20	0	3	0.05	0.1	0	1.1	1.14	
218	猪小排	278	17	23.1	0.7	5	0.3	0.16	0	1.4	3.86	
219	北京烤鸭	436	17	38.4	6	36	0.04	0.32	0	2.4	1.25	
220	鸽	201	17	14.2	1.7	53	0.06	0.2	0	3.8	0.82	

续表

编号	食品名称	热量/kcal	蛋白质/g	脂肪/g	糖类/g	维生素A/μg	维生素B₁/mg	维生素B₂/mg	维生素C/mg	铁/mg	锌/mg	碘/μg
221	鸡	167	19	9.4	1.3	48	0.05	0.09	0	1.4	1.09	
222	鸡腿	181	16	13	0	44	0.02	0.14	0	1.5	1.12	
223	鸡胸脯肉	133	19	5	2.5	16	0.07	0.13	0	0.6	0.51	12.4
224	鸭	240	16	19.7	0.2	52	0.08	0.22	0	2.2	1.33	
225	盐水鸭（熟）	312	17	26.1	2.8	35	0.07	0.21	0	0.7	2.04	
奶制品类												
226	冰淇淋粉	396	15	3.5	76.7	62	0.08	0.41	0	1.2	1.09	
227	果味奶	20	2	0.8	1.4	0	0.01	0.07	0	0.1	0.17	
228	黄油	892	1	98.8	0	0	0.01	0.02	0	0.8	0.11	
229	母乳	65	1	3.4	7.4	11	0.01	0.05	5	0.1	0.28	
230	奶酪	328	26	23.5	3.5	152	0.06	0.91	0	2.4	6.97	
231	奶油	720	3	78.6	0.7	1042	0.02	0.05	0	0.7	0.12	
232	牛奶	54	3	3.2	3.4	24	0.03	0.14	1	0.3	0.42	1.9
233	强化牛乳	51	3	2	5.6	66	0.02	0.08	3	0.2	0.38	
234	全脂乳粉	478	20	21.2	51.7	141	0.11	0.73	4	1.2	3.14	
235	婴儿奶粉	443	20	15.1	57	28	0.21	1.25	0	5.2	3.5	
236	酸酪蛋	443	40	20.4	24.4	10	0.05	0.44	0	20.6	3.02	
237	酸奶	72	3	2.7	9.3	26	0.03	0.15	1	0.4	0.53	0.9
238	脱脂酸奶	57	3	0.4	10	10	0.02	0.1	1	0.1	0.51	
239	鲜羊乳	59	2	3.5	5.4	84	0.04	0.12	0	0.5	0.29	
蛋类												
240	鹌鹑蛋	160	13	11.1	2.1	337	0.11	0.49	0	3.2	1.61	37.6
241	鸡蛋	156	13	11.1	1.3	194	0.13	0.32	0	2.3	1.01	27.2
242	鸭蛋	180	13	13	3.1	261	0.17	0.35	0	2.9	1.67	5
鱼类												
243	草鱼	112	17	5.2	0	11	0.04	0.11	0	0.8	0.87	6.4
244	鲳鱼	142	19	7.8	0	24	0.04	0.07	0	1.1	0.8	7.7
245	带鱼	127	18	4.9	3.1	29	0.02	0.06	0	1.2	0.7	5.5
246	黄鳝	89	18	1.4	1.2	50	0.06	0.98	0	2.5	1.97	
247	鲫鱼	108	17	2.7	3.8	17	0.04	0.09	0	1.3	1.94	
248	鲢鱼	102	18	3.6	0	20	0.03	0.07	0	1.4	1.17	
249	鲤鱼	109	18	4.1	0.5	25	0.03	0.09	0	1	2.08	4.7

续表

编号	食品名称	热量/kcal	蛋白质/g	脂肪/g	糖类/g	维生素A/μg	维生素B₁/mg	维生素B₂/mg	维生素C/mg	铁/mg	锌/mg	碘/μg
250	罗非鱼	98	18	1.5	2.8	7	0.11	0.17	0	0.9	0.87	
251	鲈鱼	100	19	3.4	0	19	0.03	0.17	0	2	2.83	
252	泥鳅	96	18	2	1.7	14	0.1	0.33	0	2.9	2.76	
海鲜类												
253	水发海参	24	6	0.1	0	11	0.01	0.03	0	0.6	0.27	
254	海蜇皮	33	4	0.3	3.8	10	0.03	0.05	0	4.8	0.55	
255	墨鱼	82	15	0.9	3.4	20	0.02	0.04	0	1	1.34	
256	鲜扇贝	60	11	0.6	2.6	0	0.01	0.1	0	7.2	11.69	
257	水发鱿鱼	75	18	0.8	0	16	0.01	0.03	0	0.5	1.36	
258	基围虾	101	18	1.4	3.9	15	0.02	0.07	0	2	1.18	
259	龙虾	90	19	1.1	1	15	0.01	0.02	0	1.3	2.79	
260	塘水虾	96	21	1.2	0	44	0.05	0.03	0	3.4	2.54	
261	海蟹	95	14	2.3	4.7	30	0.01	0.1	0	1.6	3.32	
262	河蟹	103	18	2.6	2.3	389	0.06	0.28	0	2.9	3.68	
食用油类												
263	菜子油	899	0	99.9	0	0	0	0	0	3.7	0.54	
264	茶油	899	0	99.9	0	0	0	0	0	1.1	0.34	
265	豆油	899	0	99.9	0	0	0	0	0	2	1.09	
266	花生油	899	0	99.9	0	0	0	0	0	2.9	8.48	
267	葵花子油	899	0	99.9	0	0	0	0	0	1	0.11	
268	色拉油	898	0	99.8	0	0	0	0	0	1.7	0.23	
269	玉米油	895	0	99.2	0.5	0	0	0	0	1.4	0.26	
270	芝麻油	898	0	99.7	0.2	0	0	0	0	2.2	0.17	
糕点类												
271	饼干	433	9	12.7	70.6	37	0.08	0.04	3	1.9	0.91	
272	蛋糕	347	9	5.1	66.7	86	0.09	0.09	1	2.5	1.01	
273	面包	312	8	5.1	58.1	0	0.03	0.06	1	2	0.75	
274	咸面包	274	9	3.9	0.5	0	0.02	0.01	0	2.8	0.81	
275	烧饼	326	12	9.9	47.6	0	0.03	0.01	0	6.9	1.39	
其他												
276	白砂糖	400	0	0	99.9	0	0	0	0	0.6	0.06	
277	淀粉	346	2	0.1	85	0	0.01	0	0	3.6	0.18	

编号	食品名称	热量 /kcal	蛋白 质/g	脂肪 /g	糖类 /g	维生 素A /μg	维生 素B₁ /mg	维生 素B₂ /mg	维生 素C /mg	铁 /mg	锌 /mg	碘 /μg
278	粉皮	64	0	0.3	15	0	0.03	0.01	0	0.5	0.27	
279	粉丝	335	1	0.2	82.6	0	0.03	0.02	0	6.4	0.27	
280	粉条	337	1	0.1	83.6	0	0.01	0	0	5.2	0.83	
281	凉粉	37	0	0.3	8.3	0	0.02	0.01	0	1.3	0.24	
282	醋	31	2	0.3	4.9	0	0.03	0.05	0	6	1.25	2.1
283	黄酱	131	12	1.2	17.9	13	0.05	0.28	0	7	1.25	19.8
284	酱油	63	6	0.1	9.9	0	0.05	0.13	0	8.6	1.17	2.4
285	甜面酱	136	6	0.6	27.1	5	0.03	0.14	0	3.6	1.38	
286	味精	268	40	0.2	26.5	0	0.08	0.02	0	1.2	0.31	
287	盐	0	0	0	0	0	0	0	0	1	0.24	
288	芝麻酱	618	19	52.7	16.8	17	0.16	0.22	0	9.8	4.01	

参考文献

［1］中国居民膳食指南.北京：人民卫生出版社，2016.

［2］USDA National Nutrient Database for Standard Reference，Release 17.

［3］中国营养科学全书.北京：人民卫生出版社，2004.

［4］Distribution of ADH2 and ALDH2 genotypes in different populations.

［5］ALDH2，ADH1B，and ADH1C Genotypes in Asians：A Literature Review.

［6］Meta-analysis of ADH1B and ALDH2 polymorphisms and esophageal cancer risk in China World J Gastroenterol. 2010 December 21，16(47)：6020-6025.

［7］Kris-Etherton P M，Hu F B，Ros E，et al. The role of tree nuts and peanuts in the prevention of coronary heart disease：multiple potential mechanisms. J. Nutr，2008，138：1746S-1751S.

［8］孙桂菊主编.健康"油"您做主.南京：东南大学出版社，2016.

［9］About olive oil. North American olive oil association. Accessed September 20th，2013.

［10］Olive oil and the cardiovascular system，María-Isabel Covas，Pharmacological Research 55 (2007) 175-186. 2007. Doi：10.1016/J. Phrs.2007.01.010.Accessed September 20th，2013.

［11］Dietary supplementation with olive oil leads to improved lipoprotein spectrum and lower n-6 PUFAs in elderly subjects，Haban P，Klvanova J，Zidekova E，Nagyova A. Medical Science Monitor 2004 Apr；10 (4)：PI49-54. PMID：15039655 [PubMed-indexed for Medline]. Accessed September 20th，2013.

［12］The U. S. Standards for Grades of Olive Oil and Olive-Pomace Oil，U. S. Department of Agriculture. Accessed September 20th，2013.

［13］查良锭等主编.实用营养治疗手册.第2版.北京：中国标准出版社，1994.

［14］Coconut oil-Learn more about this superfood that contains healthful saturated fats. Aglaée Jacob，MS，RD，CDE. Today's Dietitian，Vol. 15，No. 10，56. October 2013 Issue，accessed 11 September 2014.

［15］Medium-chain fatty acids：Functional lipids for the prevention and treatment of the metabolic syndrome. Koji Nagao，Teruyoshi Yanagita. Laboratory of Nutrition Biochemistry，Department of Applied Biochemistry and Food Science，Saga University，Honjo-1，Saga 840-8502，Japan，accessed 12 September 2014.

[16] Coconut oil-the great debate, Jason Machowsky, MS, RD, CSCS, Nutrition 411, review date Oct 2011, accessed 12 September 2014.

[17] Is coconut oil really all it's cracked up to be? Meredith Melnick, The Huffington Post, Last Updated 24 April 2014, accessed 12 September 2014.

[18] Coconut oil – what is it all about？ Jackie Newgent, RDN, CDN, The Academy of Nutrition and Dietetics, reviewed June 2013, accessed 12 September 2014.

[19] Adriana Buitrago-Lopez, Jean Sanderson, Laura Johnson, Samantha Warnakula, Angela Wood, Emanuele Di Angelantonio, Oscar H Franco. (2011, August 29). Chocolate consumption and cardiometabolic disorders: systematic review and meta-analysis.The BMJ. 343:d4488.Retrieved from http://www.bmj.com/content/343/bmj.d4488.

[20] Allen R R, Carson L, Kwik-Uribe C, Evans E M, Erdman J W Jr. (2008, April). Daily consumption of a dark chocolate containing flavanols and added sterol esters affects cardiovascular risk factors in a normotensive population with elevated cholesterol. [Abstract].Journal of Nutrition. 138 (4): 725-31. Retrieved from http://www.ncbi.nlm.nih.gov/pubmed/18356327.

[21] Bijal P.Trivedi. (2002, July 17) .Ancient chocolate found in Maya "teapot." Retrieved from http://news.nationalgeographic.com/news/2002/07/0717_020717_TVchocolate.html.

[22] Can chocolate lower your risk of stroke？（2010, February 11）. Retrieved from https://www.aan.com/PressRoom/Home/PressRelease/799.

[23] Farzaneh A.Sorond, MD, PhD, Shelley Hurwitz, PhD, David H.Salat, PhD, Douglas N. Greve, PhD and Naomi D. L. Fisher, MD. (2013, August 7). Neurovascular coupling, cerebral white matter integrity, and response to cocoa in older people. [Abstract].Neurology.Retrieved from http://www.neurology.org/content/early/2013/08/07/WNL.0b013e3182a351aa.abstract.

[24] Hodgson J M, Devine A, Burke V, Dick I M, Prince R L. (2008, January). Chocolate consumption and bone density in older women. [Abstract]. American Journal of Nutrition. 87(1): 175-80.Retrieved from http://www.ncbi.nlm.nih.gov/pubmed/18175753.

[25] Latif R. (2013, March). Chocolate/cocoa and human health: a review [Abstract]. The Netherlands Journal of Medicine. 71 (2): 63-8.Retrieved from http://www.ncbi.nlm.

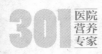

nih.gov/pubmed/23462053.

[26] Magdalena Cuenca-García, Jonatan R.Ruiz, Francisco B.Ortega, Manuel J. Castillo. (2014, February). Association between chocolate consumption and fatness in European adolescents. [Abstract]. Nutrition. 236-239.Retrieved from http://www. nutritionjrnl.com/article/S0899-9007 (13) 00346-8/abstract.

[27] Faridi Z, Yanchou V N, Dutta S, et al. Acute dark chocolate and cocoa ingestion and endothelial function: a randomized controlled crossover trial. The American Journal of Clinical Nutrition, 2008, 88: 58-63.

[28] Grassi D, Lippi C, Necozione S, et al. Short-term administration of dark chocolate is followed by a significant increase in insulin sensitivity and a decrease in blood pressure in healthy persons. The American Journal of Clinical Nutrition, 2005, 81:611-614.